健康医疗馆 ONE

U0198285

新版 泌尿系统疾病 疗法与有效食疗

膳书堂文化◎编

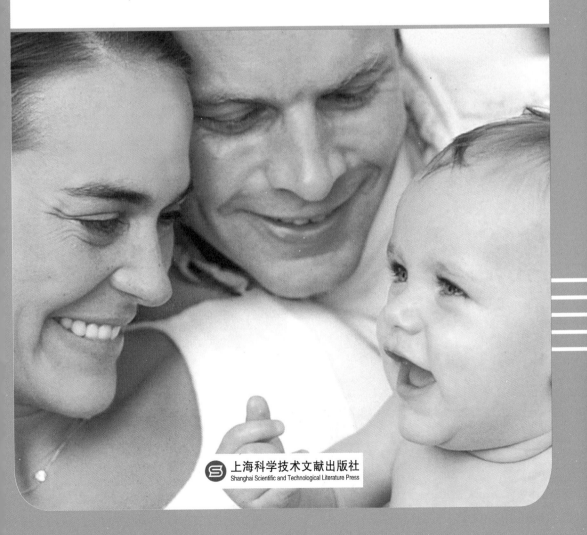

上海科学技术文献出版社
Shanghai Scientific and Technological Literature Press

图书在版编目（CIP）数据

新版泌尿系统疾病疗法与有效食疗/膳书堂文化编.
—上海：上海科学技术文献出版社，2017
（健康医疗馆）
ISBN 978-7-5439-7444-9

Ⅰ.①新… Ⅱ.①膳… Ⅲ.①泌尿系统疾病—治疗
②泌尿系统疾病—食物疗法 Ⅳ.① R690.5 ② R247.1

中国版本图书馆 CIP 数据核字（2017）第 126242 号

责任编辑：张 树 于学松 李 莺

新版泌尿系统疾病疗法与有效食疗

膳书堂文化 编

*

上海科学技术文献出版社出版发行

（上海市长乐路 746 号 邮政编码 200040）

全 国 新 华 书 店 经 销

四川省南方印务有限公司印刷

*

开本 700×1000 1/16 印张 9 字数 180 000
2017 年 7 月第 1 版 2017 年 7 月第 1 次印刷
ISBN 978-7-5439-7444-9

定价：29.80 元

http://www.sstlp.com

现代社会随着生活水平的提高、物质文明的发展，泌尿系统疾病的发病率也呈直线上升，严重危害着人们的身体健康，给患者的正常工作和生活都带来了极大的不便和困扰。许多患者千方百计地求医问药，力图早日战胜病魔、恢复健康，却可能没有收到良好的疗效，于是其中一些患者开始变得抑郁消沉、精神萎靡，提不起生活的积极性。

为了帮助患者早日摆脱病魔的困扰，再次充满活力地投身于工作和生活之中，本书编者特地搜集了各方面的医学资料，以图文并茂、通俗易懂的形式，介绍了国内外多种泌尿系统疾病最新潮、最有效的疗法，其中包括饮食疗法、运动疗法、按摩疗法、推拿疗法、针灸疗法、拔罐疗法、敷脐疗法、灌肠疗法、熏洗疗法、耳压疗法、点穴疗法、沐浴疗法、矿泉疗法、心理疗法等。

俗语云：病来如山倒，病去如抽丝。由此可见，与病魔做斗争是一个长期的过程，首先需要患者有着坚定的信心、顽强的意志，然后经过耐心的治疗调养，才能够最终痊愈。何况泌尿系统疾病作为一种对人体危害极大的顽固性疾病，就更需要患者采取科学有效的治疗方式，坚持不懈地进行治疗，才能够最终恢复健康，这也正是撰写本书的意义所在。

　　此外，需要指出的是：本书所介绍的治病方例和方法只能作为读者参考使用，涉及的药物剂量不具有适用所有患者的普遍性。因此，建议读者在参考应用时征询专业医生的意见进行施治，以免发生危险。

　　愿通过编者的努力能够为您的康复带去一缕希望之光，助您早日登上健康的彼岸。

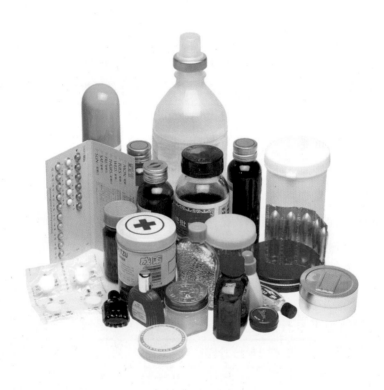

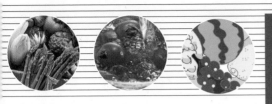

目 录
Contents

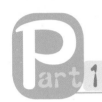

上篇　疾病常识与预防　　1

泌尿系统疾病是严重威胁人们健康的疾病。它不仅影响人们的日常生活，还对人的生殖健康带来威胁。

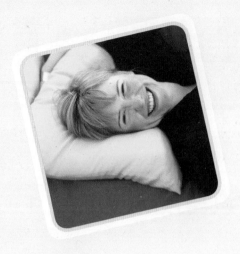

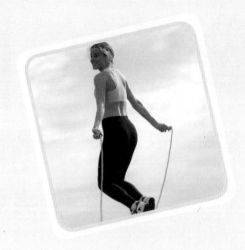

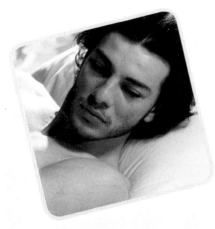

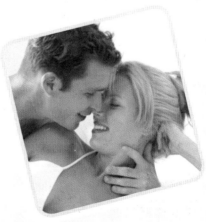

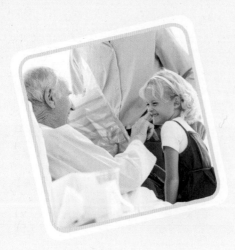

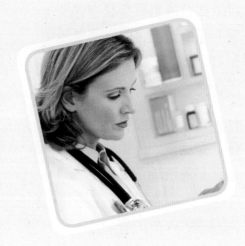

Part 2 中篇 泌尿系统疾病与饮食调养 59

本篇介绍了多种常见泌尿系统疾病的特效疗法，希望能为解除广大患者的病痛助以一臂之力。

art3 下篇　泌尿系统疾病的物理疗法 65

> 虽然泌尿系统一旦发生病变最佳的治疗方法是用药，但一些病症仅靠服药还不行，而且大量服用药物对身体也有不良反应，而一些物理方法就起到了意想不到的作用。

运动疗法 ················· 66

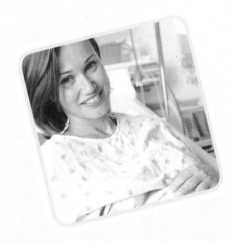
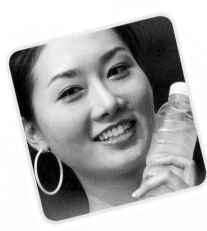

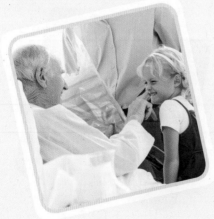
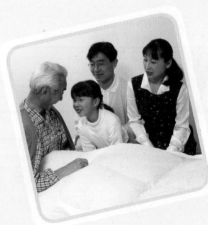

Part 1 上篇 疾病常识与预防

泌尿系统疾病是严重威胁人们健康的疾病。它不仅影响人们的日常生活，还对人的生殖健康带来威胁。

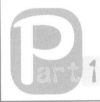
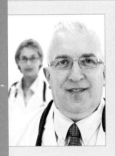
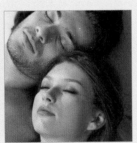
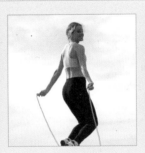
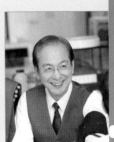
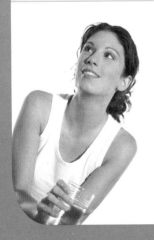
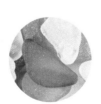
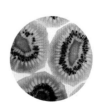

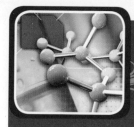

泌尿器官常识

很多人对自身排泄器官都不甚了解，认为难于启齿，以致得了泌尿系统疾病也不愿意表白，导致病情加重。其实，了解一些器官常识已不是什么尴尬的事，而且对疾病防治很有好处。

什么是泌尿器官

机体在进行新陈代谢过程中所产生的废物（尿素、尿酸、无机盐等）及过剩水分，需要不断地由血液循环运送至专门的排泄器官排出体外。排泄的渠道有二：一是经皮肤汗腺形成汗液排出；二是经肾脏形成尿液排出，后者是主要的排泄渠道。以肾脏为主，包括一系列排尿管道（肾盂、输尿管、膀胱、尿道等）在内的器官就是泌尿器官。

泌尿器官主要功能是排泄，将机体内的电解质、多余水分及代谢废物排出体外。肾为尿液生成的器官；输尿管为尿液输送的器官（送入膀胱）；膀胱为尿液储存的器官（暂时性的）。膀胱在神经系统的控制下，当尿液储存到一定程度时，即产生尿意，膀胱肌收缩，同时尿道括约肌舒张，尿液即经尿道排出体外。男性尿道还有排出精液的功能。

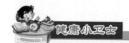

泌尿器官的重要作用

机体通过新陈代谢，不断地产生能量和代谢废物。当能量被吸收利用后，代谢废物就会通过排泄器官排出体外。各种代谢废物的排出途径不同：二氧化碳由呼吸器官排出；一部分无机盐、水及尿素通过汗腺排出；其余的代谢废物，如尿酸、尿素、无机盐及多余的水分等，则随血液运送到肾脏，在肾内形成尿液后，经排尿管道排出体外。由此可见，人体代谢废物最重要的排泄器官之一就是泌尿器官，它排出的废物不仅种类多、数量大，而且尿的质和量经常随着机体内环境的变化而变化。如果泌尿器官的功能发生障碍，代谢废物则不得其门而出，就会破坏机体的理化性质，影响内环境的相对稳定，从而影响机体新陈代谢的正常进行，严重时可出现尿毒症，危及生命。

什么是输尿管

输尿管是一对左右各一的平滑肌管道（长扁形细管状），上起肾盂，沿腹后壁下行，斜穿膀胱壁，开口于膀胱。长 25 ~ 30 厘米，左右输尿管长度大致相等。其管径粗细不一致，平均在 0.5 ~ 1 厘米。输尿管分布于腹部、盆部和壁内部。腹部位于腹膜后面；盆部长度比腹部稍短，它在腹膜外结缔组织内沿盆腔侧壁穿行；壁内部斜贯膀胱壁，长约 1.5 厘米。

什么是膀胱

1 位 置

成人的膀胱位于左耻骨联合之后尿生殖膈之上，其顶端不超过耻骨联合上缘，全部位于膀胱之内。膀胱与耻骨之间为耻骨后间隙，内有蜂窝组织及丰富的静脉丛。膀胱的后面，女性为子宫及阴道，男性为直肠。男性膀胱底的下部与前列腺的膀胱面接触。膀胱与直肠之间有一陷凹，称为膀胱直肠陷凹，之间的间隙称为膀胱直肠间隙，内有输精管、精囊腺，后外侧为输尿管末端。女性子宫体位于膀胱后上方，之间有子宫膀胱陷凹。

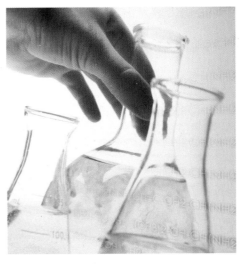

膀胱底部偏外侧有输尿管下段，直接与尿生殖膈相连，向下连于尿道。

2 大 小

膀胱是肌性储尿囊，其位置、形状、大小、壁厚及其与周围的关系，均随尿液充盈的程度而异，其容量也随年龄、性别及个体差异而不同。一般正常成人，平均容量为 350 ~ 500 毫升，最大可达 800 毫升。当容量超过 5 升时，由于膀胱壁的张力过大，不仅会尿意产生，而且会产生疼痛感，并可放射到腹前壁下部、阴茎及会阴等部位，因为这些部位的神经与支配膀胱的神经来源于同一脊髓段。新生儿的膀胱容量约为成人的 1/10，老年人由

膀胱及男性尿道前列腺部

什么是尿液反流现象？

当膀胱充盈时壁内部的管腔闭合，加之输尿管的蠕动有阻止尿液从膀胱反流入输尿管的作用。如果输尿管壁内部过短或肌组织发育不良，尿液会反其道而行之，发生尿液反流现象。在壁内部出现水肿和炎症，以及因脊髓损伤而影响神经支配时，也可发生尿液反流。输尿管膀胱壁内部在儿童时期较短，也有尿液反流现象，不过这点无须担心，因为在生长过程中，由于壁内部不断延长和肌层发育增厚，大部分的尿液反流现象可自然消失。

于膀胱肌紧张性降低，容量增大。女性和男性比起来，其膀胱容量稍微要小一些。

膀胱的解剖结构

膀胱的形态在空虚时呈四面锥体形。整个膀胱可分为 4 个部分（即膀胱顶、膀胱底、膀胱体和膀胱颈）以及两个面（上面及下外侧面）。膀胱颈及三角区是膀胱最固定的部分。

膀胱在盆腔内的位置在一生中变化很大。婴儿时膀胱的位置较高，位于下腹部，其膀胱颈部接近骨盆耻骨联合上缘。到 20 岁以后，由于骨盆的扩张以及倾斜，膀胱逐渐降至盆腔内。成年人的膀胱位于骨盆内，为一储存尿液的器官。此外，膀胱的形态还因为膀胱内尿液的多少及与邻近脏器的状态的不同而有所差异。膀胱空虚时，整个膀胱均位于盆腔内，充盈时则可向前上方膨胀至腹腔。

膀胱壁的构成组织

膀胱是一个空腔器官。膀胱壁由外向内可分为 4 层，即浆膜层、肌肉层、黏膜下层和黏膜层。

浆膜层是膀胱的最外层，包围着膀胱后上两侧和顶部。

肌肉层是膀胱壁的中间层，逼尿肌是膀胱壁层肌肉的总称，共分为 3 层。内外层为纵行肌，中层为环状肌。环状肌最厚，坚强有力。膀胱三角区肌是膀胱壁层以外的组织，它起自输尿管纵形肌纤维，向内向下向前呈扇形分开，向内延伸部分和对侧输尿管延伸的肌纤维联合组成输尿管间峰，向下向前延伸至尿道部分。另有一部分左右输尿管纤维在三角区再交叉成为三角区底面的肌肉。

黏膜下层由大量的疏松结缔组织组成，除膀胱三角区外都有黏膜下层。它的作用是适应膀胱的收缩和膨胀。

黏膜层为膀胱壁内层，是极薄的一层移行上皮组织，它和输尿管及尿道黏膜彼此相连。黏膜在三角区紧密地和下层肌肉联合，所以非常光滑。其他区域有显著皱襞形成。在膀胱充盈时皱襞消失。黏膜层在膀胱颈部及三角区有腺体组织。

膀胱逼尿肌的结构特点

膀胱逼尿肌的结构对膀胱的功能有重要的意义。正是由于膀胱逼尿肌独特的结构特点，才使膀胱内部在储尿期能保持较低的压力。而在排尿期，膀胱逼尿肌的收缩又产生强大的压力，促使尿液排出。近年来，通过对膀胱逼尿肌超微结构变化的研究，人们对许多排尿功能障碍性疾病的发病机制有了新的认识，在光学显微镜下不能发现逼尿肌的形态学改变，而在电子显微镜下可以观察到各种排尿功能障碍性疾病时逼尿肌的超微结构变化特点。

正常情况下，膀胱逼尿肌存在3种显微结构，即平滑肌、间质和壁内神经。生理状态下，逼尿肌的形态与其他平滑肌相似，细胞外形呈多边形或类圆柱形，肌肉松弛时，细胞外形轮廓光滑，收缩时则呈锯齿状。间质由微间隔和粗间隔组成，两者均含有丰富的胶原纤维、弹性纤维和少量的成纤维细胞，其中的壁内神经主要是胆碱能和肾上腺素能神经。

膀胱逼尿肌的黏弹特性

在日常生活中，当我们往一个气球内充气时，气球内的压力随着气体的不断充入而不断升高。但是，正常人的膀胱在整个储尿过程中却出现一个特殊的现象，就是随着膀胱内尿量的增加，膀胱内的压力一直维持在一个低水平上，只是到了一定的容量

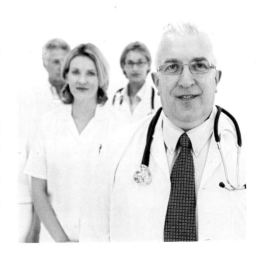

并需要排尿时，膀胱才会收缩，使膀胱内的压力急剧升高并诱发排尿的动作。这是什么道理呢？膀胱之所以能够容纳不断增加的尿量而膀胱腔内压却无明显增高，是凭借着膀胱壁平滑肌成分的弹性和黏弹性特征。排空的膀胱并非一个空腔消失的球体，而是一个基底部被筋膜与韧带束缚的塌陷的囊。此时膀胱可以充盈少量尿液使膀胱壁由塌陷状变得完全伸展开，而膀胱壁肌纤维却无任何伸张。一旦膀胱壁开始伸张，它的弹性和黏弹性立即开始发挥作用。弹性特征允许膀

健康透视

女性比男性更不宜憋尿

有些女性朋友在商场购物、旅行中途，有尿意时，总爱强忍着，等到忍无可忍时再去方便。要知道，憋尿对女性造成的危害比男性更大。因为，女性内生殖器官与膀胱"同居"于盆腔内，关系密切，子宫位于膀胱后面。憋尿使膀胱充盈，充盈的膀胱便会压迫子宫，使子宫向后倾斜。如果经常憋尿，子宫后倾则难以复位，当膀胱严重压迫子宫，会妨碍经血流出，可导致严重的痛经症状。受压迫的子宫如果挤压到骶骨前面的神经丛，可引起腰骶部疼痛，导致性交疼痛，严重的将会引起不孕症。

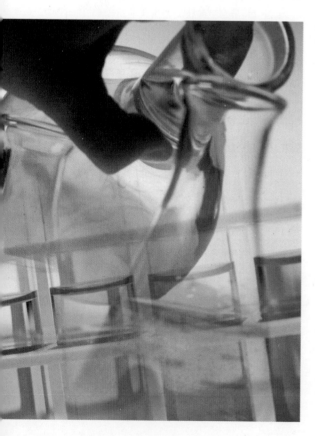

胱壁伸张到一定程度而张力无任何增加；黏弹性特征可使由于膀胱壁伸张产生的张力的初始增高在膀胱充盈速度减慢或停止时减弱或停止，这种减弱也可称为压力释放。膀胱壁的弹性使得膀胱腔内压力在充盈过程中无论充盈速度如何均保持不变，而黏弹性则在膀胱壁伸张速度超过压力释放速度时允许膀胱腔内压有一定增高。正是由于膀胱的这个特性，使得我们在膀胱内尿充盈时没有任何感觉，能够安心进行学习和工作。

膀胱由哪些神经支配

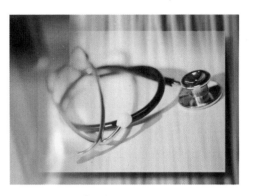

支配膀胱的神经有三种纤维成分：即交感神经、副交感神经和内脏感觉神经。这些神经纤维皆参与膀胱和尿道的排尿功能。交感神经来源于脊髓第11胸节至第2腰节。交感神经支配膀胱三角肌和血管，而不支配逼尿肌。副交感神经来源于脊髓第2～4骶节，其运动纤维支配逼尿肌，而抑制纤维支配膀胱括约肌。内脏感觉神经则管理痛觉和膀胱膨胀的感觉。

炎症、脓肿也可影响膀胱而产生脓尿。在因为这些器官病变而施行手术治疗时，特别是肿瘤与膀胱壁粘连时，会造成膀胱的损伤；如果损伤了支配膀胱的神经，还会造成术后排尿困难等症状。当然，膀胱的病变也会波及邻近的器官。

膀胱的"伙伴"

膀胱位于盆腔内。它周围的器官男性主要有直肠、结肠、阑尾、前列腺、精囊、输精管等；女性则主要有直肠、结肠、阑尾、子宫、卵巢、输卵管、阴道等。因此，当这些器官有病变时都会影响到膀胱，产生诸如血尿、膀胱刺激症状等。

如这些器官有肿瘤时，就会侵犯到膀胱，形成结肠膀胱瘘、膀胱阴道瘘，产生粪尿、气尿等症状。盆腔的

膀胱对您的"奉献"

其实，大家都知道膀胱的功能就是储存和排出尿液。但是对每个人来说早已习以为常的储存尿液和排出尿液的过程却是一个复杂的生理过程，除需正常神经支配外，主要是由膀胱和尿道的平滑肌、骨盆底部的横纹肌协调完成的。

在储尿的过程中，膀胱肌肉具有持续张力和调节能力。膀胱肌肉的调节性表现在膀胱内尿量尚未达到饱和容量（一般为300毫升）时，膀胱内

压几乎没有改变，即不会随着尿量的增加而增加。一旦达到这个容量，膀胱三角区受到牵拉，就会产生尿意。在神经的支配下，膀胱肌肉收缩，尿道周围骨盆底部的肌肉放松，这时，尿道的长度缩短、管腔增粗、尿道内张力减低。两者协调的结果是膀胱颈部和后尿道呈漏斗状张开，尿道外括约肌松弛、解除膀胱颈和后尿道内的阻力，将尿液排出体外。

如何解读尿道

1 男性尿道

尿道是膀胱通向体外的排尿管。男性尿道除排尿外，还担负着射精的任务。男性的尿道内口起于膀胱，尿道外口终于阴茎头，为一细长的管状器官，长 16～22 厘米，管径平均为

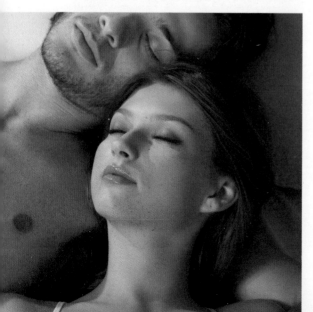

6 毫米左右，尿道内腔除排尿和排精时扩张外，平时都处于闭合状态，呈裂隙状。可分为壁内部、前列腺部、膜部和海绵体部 4 个部分。临床上称海绵体部为前尿道壁内部，前列腺部和膜部为后尿道。男性尿道有 3 个狭窄部，即尿道内口、尿道膜部及尿道外口，尿道外口最狭窄，其次为尿道膜部和尿道内口；此外，男性尿道还有 3 个扩张部，分布在前列腺部、尿道壶腹部及舟状窝，其中以舟状窝最大，尿道壶腹部次之，前列腺部最小。

2 女性尿道

女性尿道是位于阴道和耻骨联合之间，膀胱颈部的尿道内口是其起点，阴道前方的尿道外口是其终点，尿道后壁与阴道前壁相邻。女性尿道外口位于前庭部阴蒂后方 2 厘米处，被两侧阴唇遮盖。尿道口周围因常积有外阴部、阴道和尿道的分泌物，存在着大量的细菌。导尿或作膀胱镜检查前若清洗不净，消毒不严，器械带着细菌上行，就会引起尿路感染。

女性尿道较男性尿道直而短，并易于扩张，长 4 厘米左右，直径 0.8～1 厘米。如果尿道的长度小于 3 厘米，则容易发生压力性尿失禁。

女性尿道壁由黏膜、黏膜下层、

肌层和外膜构成。尿道内的黏膜面形成许多纵行皱襞，在尿道后壁正中，有一条明显高起的皱襞称为尿道嵴；黏膜的上皮组织形成许多陷窝，并与尿道腺相连通。尿道腺分泌黏液，腺腔内含有胶样物质，尿道腺的分泌物可以抵抗细菌，润滑尿道。其中最大的腺体位于尿道外口附近，称为尿道旁腺。在尿道后壁近尿道外口0.5厘米左右处，有两个尿道旁腺的开口，与尿道旁腺相通，它们是淋球菌最喜欢潜伏的地方。

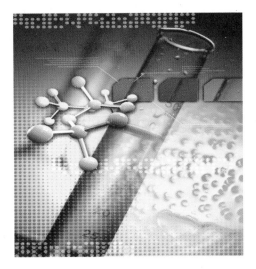

排尿器官组织结构的特点

1 肾盏和肾盂

肾盏和肾盂的管壁较薄。肾盏的上皮有2~3层细胞，外面有少量平滑肌，排尿时会收缩，起促进作用。

肾盂的肌层较厚，分内环外纵2层。

2 输尿管

其管壁增厚，黏膜形成许多纵行皱襞，管腔呈星状。上皮有4~5层细胞。有时上皮细胞向固有膜内凹陷形成囊状结构，囊腔内充满特殊的胶样液。输尿管下段肌层增厚，形成内纵、中环和外纵3层，通过肌层的收缩将尿液输送到膀胱。

3 膀胱

分为膀胱壁黏膜、肌层和外膜3层。

（1）黏膜 形成许多皱襞，且在扩张时减少。膀胱收缩时，上皮增厚；膨胀时，上皮变薄。表皮细胞常有脱落现象。黏膜下层又称固有膜，为致密的结缔组织。在膀胱近尿道口处，有时可见小型分泌腺。上皮细胞内含有丰富的碱性磷酸酶，少量的酸性磷酸酶、葡萄糖苷酸酶和酯酶等。还有一种蛋白分解酶（胞浆素），当器官受伤时，蛋白分解酶立即释放，溶解沉着的纤维，有防止瘢痕组织形成的作用。

（2）肌层 膀胱肌层较厚，肌

束间结缔组织较多,肌纤维相互交错,分为内纵、中环和外纵3层。在尿道口处,中层肌纤维增厚形成括约肌。

(3)外膜 为纤维膜,纤维排列疏松。

4 尿道

(1)女性尿道 由黏膜和肌层构成,缺少黏膜下层。黏膜有多数纵行皱襞,外端被有复层扁平上皮,内端为移行上皮,中部为假复层柱状上皮。上皮下陷浅些的形成陷窝,深些的构成尿道腺。腺体较男性少。腺上皮可分泌黏液。腺腔内含有类胶样物质,有抵抗细菌的作用。肌层由内纵和外环2层平滑肌构成,在尿道外口又有一层括约肌(由横纹肌环绕形成)。

(2)男性尿道 管壁分黏膜、黏膜下层和肌膜3层。前列腺部的上皮与膀胱相同,是移行上皮。膜部及海绵体部则为假复层或复层柱状上皮。舟状窝上皮变成复层扁平上皮,与阴茎头表面的上皮连续。尿道上皮下陷,形成陷窝及尿道腺。腺腔较大,含有黏液。黏膜下层为疏松结缔组织,其中含有散在的平滑肌细胞。

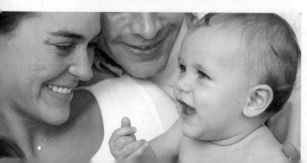

怎样认识排尿过程

在正常情况下,当膀胱胀满到一定程度(正常成人一般在100～150毫升时),膀胱内压力才开始升高。随着尿量增多(达400～500毫升),膀胱会扩张,其内压明显上升,刺激膀胱壁内牵张感受器,发出冲动,经神经纤维传导到大脑皮质,于是尿意大起。

大脑皮质中枢发出信号,引起膀胱逼尿肌收缩,并使内括约肌松弛,后尿道加宽、缩短,膀胱内压继续上升,尿道阻力减少,尿液被逼入后尿道。此时又引起另一反射,即从后尿道传入冲动,经盆神经到达脊髓骶段排尿中枢,由排尿中枢发出冲动至骶段2～4节前角细胞,使阴部神经减少传出的冲动频率,以致尿道括约肌松弛。此时,机体会松弛提肛肌和会阴,造成尿道阻力减低,几乎与此同时,腹壁肌收缩和膈肌下降,增加腹内压,进一步升高膀胱内压,从而引起排尿。排尿完成后,尿道外括约肌立即收缩,逼尿肌松弛,随之内括约肌紧张性加强,膀胱颈口关闭,恢复其原来模样,膀胱内压降低至0,膀胱又可以再次等待尿液的到来了。

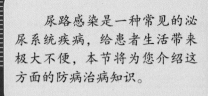

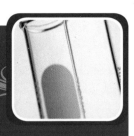

尿路感染

尿路感染是一种常见的泌尿系统疾病，给患者生活带来极大不便，本节将为您介绍这方面的防病治病知识。

尿路感染指什么

尿路感染是一种很常见的疾病，其发患者数占总人口的0.93%，女性发病率更高，为2.38%。它是指病原体在尿路中大量生长繁殖，并侵犯尿路黏膜或组织，引起局部炎症，又称泌尿道感染。

临床上将尿路感染分为特异性尿路感染和非特异性尿路感染。真菌、病毒、支原体及寄生虫等是引起特异性尿路感染的病原体；细菌是引起非特异性尿路感染最常见的病原体。

临床上有哪些因素会引起尿路感染

机体正常的防御功能受损时，细菌可进入尿路并生长繁殖，引起尿路感染。以下是破坏机体防御功能的一些因素：

首先，慢性失钾，可导致肾小管病损，从而易继发感染。

其次是降低机体抵抗力的因素，如晚期肿瘤、重症肝病、长期卧床的严重慢性疾病以及长期使用免疫抑制剂等，引发尿路感染的概率都是很高的。

要知道任何慢性肾脏病均易并发尿路感染，同时也容易发生肾盂肾炎。因为各种慢性肾脏病引起肾实质

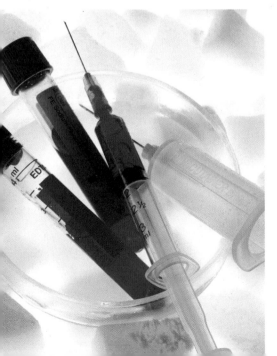

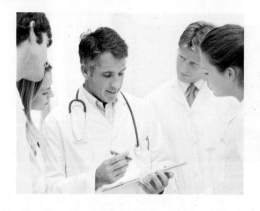

瘢痕，造成肾内梗阻（部分肾单位尿流不通畅）及肾血流量不足。

另外，高钙血症、高尿酸血症或酸碱代谢异常，容易引发尿路感染。

糖尿病患者无症状细菌尿的发生率为25%，而且易出现肾脓肿、肾周脓肿及急性肾乳头坏死等并发症。

最后，尿道口周围或尿道内有炎症病灶，如女性尿道旁腺炎、尿道异物、妇科炎症、外阴炎、男性包茎、细菌性前列腺炎等均易引起尿路感染。

怎样理解上行感染

顾名思义，上行感染是由下而上的，即细菌经尿道上行至膀胱引起感染，然后膀胱内的致病菌沿输尿管上行至肾脏引起肾盂肾炎。这是膀胱和肾脏感染最主要、最常见的途径。

正常人前尿道口周围有细菌寄生，这些细菌来自粪便以及性交时的分泌物，女性还有来自阴道分泌物的污染。由于种种原因，这些细菌可侵入膀胱：在性生活过程中，男性阴茎因抽送运动会将女性前尿道和尿道口周围的细菌挤进后尿道和膀胱；在排尿终末时，后尿道的尿液可反流回膀胱，如后尿道有细菌，可将细菌带进膀胱；此外，尿路器械的使用也可将细菌带进膀胱。

引起上行感染的因素

首先，女性特别是已婚女性尿路感染的发生率格外高，这是因为女性尿道口接近阴道和肛门，易受阴道分泌物和粪便污染。女性尿道短而宽，细菌易进入膀胱；性交不仅可将前尿道口的细菌挤入后尿道和膀胱，而且可能损伤尿道，给细菌以可乘之机。

其次，尿路感染再发者，其尿道口周围的细菌明显增多，且长时间滞留，另外其菌株与引起尿路感染者相同。

再次，尿路感染的常见致病菌，大都是肠道内平时寄生的菌群。

什么是血行感染

> 血行感染是指细菌从体内任何部位的感染灶侵入血液，血液中的细菌随血流到达肾脏和其他尿路引起的感染。

血行感染占所有尿路感染的 3% 以下，还是比较少见的。研究发现，在动物的静脉注入 540 个大肠埃希菌后，仅 103～104 个能在肾内停留，而且一般 10 天左右就会消失，不会引起肾脏发炎、组织破坏和细菌尿。但是，若将一侧输尿管完全结扎使尿流梗阻，再注射同样剂量的大肠埃希菌就会引起 100% 的动物肾感染。医学研究发现，要产生血源性大肠埃希菌肾感染，需要静脉注射致死量的大肠埃希菌。纵然这样，其发生率也十分低（约 15%）。这说明大肠埃希菌经血流引起肾脏炎症的可能性极小。除非存在某些特殊情况，如短暂的输尿管梗阻、尿流不畅、肾充血、肾内瘢痕或创伤，易引起肾盂肾炎，否则大肠埃希菌很难引起血源性肾盂肾炎。

由此可见，尿流不畅或肾存在问题是血源性肾盂肾炎的致病条件。临床上常见的是金黄色葡萄球菌败血症或新生儿的血源性肾感染。此外，绿脓杆菌、变形杆菌和粪链球菌亦能经血流引起肾盂肾炎，不过概率均十分低下。

真菌尿路感染一般发生在什么情况下

> 只有在机体抵抗力下降或念珠菌过度生长时，真菌才可能成为致病菌，因为它是一种条件致病菌。会导致真菌尿路感染发生的因素有：

（1）尿路畸形等致使尿路局部抵抗力下降。

（2）应用抗生素治疗，引起正常菌群失调，尤其是应用广谱抗生素时（指长期大量的应用）。

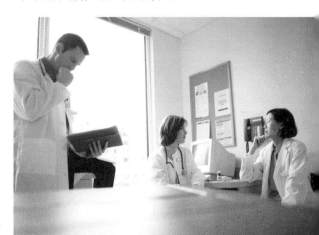

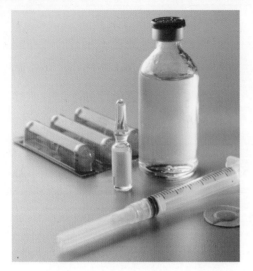

（3）适宜念珠菌生长的 pH 值（酸碱度）是 5.1 ~ 6.4，正常尿液呈酸性，有利于念珠菌生长。

（4）免疫抑制剂、糖皮质激素的使用以及肿瘤患者进行放射治疗，使机体的防御功能减弱。

（5）糖尿病会降低抵抗念珠菌的能力，当血糖 >8.3 毫摩／升 (>150 毫克／分升) 时，念珠菌生长率提高。

什么是性病尿路感染

> 顾名思义，性病尿路感染是通过性行为传播的，它分为淋菌性和非淋菌性两种。

淋菌性尿路感染（即淋病）是由于不洁性交后奈瑟淋病双球菌感染引起的疾病，主要侵犯泌尿生殖系统，

以尿道炎为最常见的病症；非淋菌性尿路感染的致病菌主要是衣原体，如沙眼衣原体。除此之外，某些病毒也可引起尿道炎，支原体还可引起男性尿道炎。

什么是衣原体尿路感染

> 衣原体是一种呈球形的微生物，其大小介于细菌与病毒之间，寄生在细胞浆内，衣原体具有特殊的生长周期。

可观察到两种不同结构的衣原体：一种为原体（感染型），另一种为始体（繁殖型）。沙眼衣原体至少有 15 种血清型，其中 D ~ K 8 种血清型与非淋菌性尿道炎有关。衣原体对热敏感，55 ~ 60℃温度下不到 10 分钟就死亡。

性交是衣原体所致的非淋菌性尿

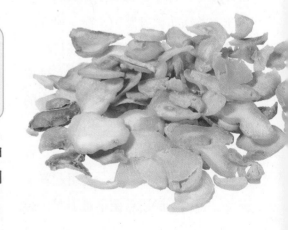

道炎的主要传播途径，其中不洁性交更加容易引起感染。少数情况下，新生儿娩出时可通过母亲阴道而感染。

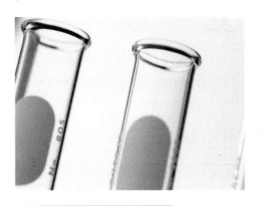

尿路感染的实验室检查有哪些

1 尿常规检查

白细胞尿是尿路感染诊断的一个较为敏感的指标；镜下血尿见于 50% 左右的急性尿路感染患者；蛋白含量多为微量 ~ +(一个加号)。

2 尿细菌学检查

尿细菌学检查是诊断尿路感染的重要手段。如发现有意义的细菌尿(中段尿定量培养 ≥ 105 / 升)，虽无症状亦可诊断为尿路感染，准确率高达 80%；若连续 2 次培养所得的菌种相同，则准确率可达 95% 左右。

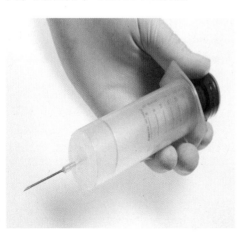

3 尿涂片镜检细菌

有 2 种方法，即不沉淀尿涂片镜检法和尿沉淀涂片镜检法。此方法的优点有：

（1）具有定量意义。如果尿含细菌量 ≥ 105 / 毫升，则 90% 以上尿直接涂片镜检可找到细菌，极少假阳性。

（2）在抗生素治疗后，尿培养可阴性，但镜检仍可能发现细菌。

（3）设备简单、操作方便，适用于基层医疗单位或大规模筛选检查。

4 血常规检查

急性肾盂肾炎患者，血白细胞可轻度或中度增加，中性粒细胞增多，可有核左移。

5 尿化学检查

方法简便易行，可快速诊断尿路感染，但由于阳性率低，故作为诊断尿路感染的价值有限。

6 肾功能检查

急性肾盂肾炎偶有尿浓缩功能障碍，治疗后多数可以恢复。

尿路感染最常用的检查方法是什么

> 尿路感染临床上最常用的检查方法是尿常规检查。

临床医生初步诊断尿路感染常依靠临床症状和尿中白细胞增多，故尿常规检查发现白细胞增多，即脓尿。脓尿虽然不能作为尿路感染诊断的唯一标准，但它对诊断尿路感染确实具有一定的价值。这是因为：

1 初步诊断的作用

有急性尿路感染症状时，若尿常规检查证实脓尿存在，就可以不用等待尿细菌培养结果而作出初步诊断。

2 协助诊断的作用

尿频、尿急明显者，由于尿在膀胱内停留时间短，尿细菌定量培养结果可阴性，而脓尿可协助诊断。

3 提示存在的作用

尿路感染经抗生素治疗后，细菌培养结果显示，细菌生长现象消失，但脓尿仍可持续数天，提示还存在着尿路感染。

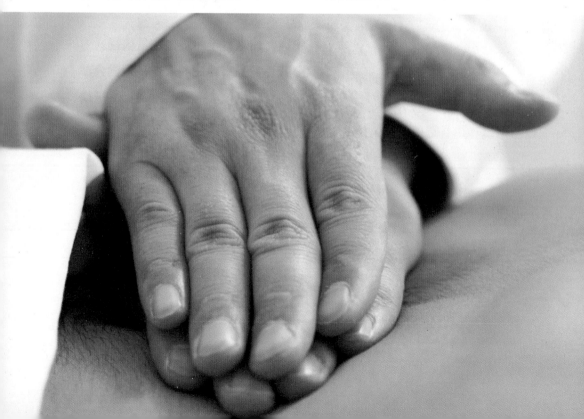

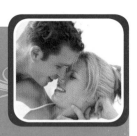

尿路结石会给患者带来很大的痛苦，影响日常工作和夫妻生活。本节将为您详细介绍这方面的知识。

尿路结石

什么是尿路结石

尿路结石在泌尿系统疾病中是十分常见的。根据结石所在的位置不同，临床又分肾结石、输尿管结石、膀胱结石和尿道结石。

尿路结石以肾结石和输尿管结石最为常见，占尿路结石的90%左右，多见于青壮年。膀胱结石和尿道结石较少见，一般膀胱结石多发生于老年人身上，见于前列腺肥大或其他原因引起的尿道狭窄；尿道结石则以10岁以下的儿童多见。

肾、输尿管结石，往往发生肾绞痛现象。这是由于结石在重力作用下移动，刺激输尿管或肾盂，或输尿管突然被梗阻出现堵塞，前段强烈收缩所致。剧烈的疼痛使患者难以忍受，常常痛得坐立不安、脸色苍白、大汗淋漓、蜷曲下蹲。伴随着这种腰腹部的剧烈绞痛，还常见比较明显的血尿

出现。一般为镜下满视野红细胞尿，肉眼血尿少见或呈轻度肉眼血尿。若并发尿路感染，可见脓细胞和血中白细胞增高，但也有症状轻微或无症状者。肾绞痛发生与否主要取决于肾盂或输尿管中结石的移动情况：如果结石喜静恶动，患者可毫无察觉，在不知不觉中结石可逐渐长至花生、樱桃大小，甚至直到出现肾功能障碍时才能发现；如果结石恶静喜动，即使小如绿豆也能给患者带来很大的困扰。

膀胱结石主要表现为尿急和排尿终末疼痛。其典型症状是尿流突然中

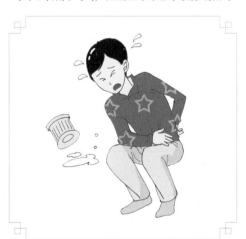

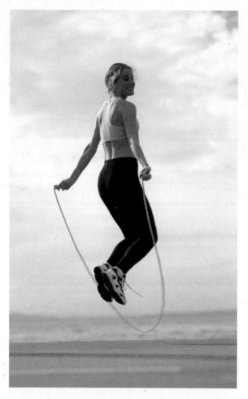

断而疼痛，且放射至会阴部或阴茎头部。并发感染时，可出现尿频、尿急、排尿终末疼痛加重，尿中出现红细胞。

尿道结石的主要表现是排尿困难、疼痛。结石较小时，排尿呈点滴状；结石超过1厘米时易出现嵌顿，导致尿潴留。

尿路结石的诊断可以根据症状、X线检查、B超检查、CT检查、膀胱镜检查而获得。

关于尿路结石形成的机制，目前有三种说法：一是尿中晶体物沉淀学说，即认为尿内含需排泄的类晶体物质如钙、尿酸、草酸、胱氨酸过多和(或)

尿过于浓缩，类晶体物质浓度过分饱和，形成沉淀，聚积成石；二是基质—核心形成学说，认为尿内某些物质形成起始的基质模型，围绕着基质发生类晶体物沉积；三是缺少抑制晶体形成的物质缺少学说，如尿中的某些肽类、黏多糖、焦磷酸盐、二磷酸盐、某些离子物质（镁、枸橼酸等）等抑制结石形成的物质减少，则易形成结晶。此外，尿pH值的过低过高、尿流淤积、尿路感染及体内某些疾病因素、家族性因素、地域性因素、生活饮食习惯等与结石形成均有一定关系。

本病属中医"淋证"范畴。其病机是湿热蕴积下焦，膀胱气化不利。初起多实，病久则由实转虚、虚实夹杂。在康复治疗中，应以中西医结合为原则，采取综合措施。并且在治疗康复期应定期做腹部平片、静脉肾盂

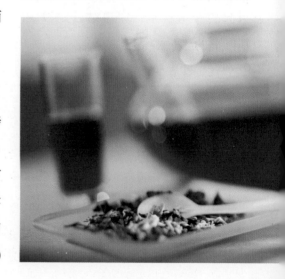

造影等X线检查，以了解结石的情况；定期做尿液分析，动态观察结石。

哪些因素会引起尿路结石

尿路结石到底是怎样形成的，迄今尚无明确答案，这主要是因为对绝大部分患者来说，他们根本不知道自己的结石是在什么时候长出来的，所以要寻找出结石形成的原因也就很难了；而医生只能根据患者到医院就诊时所了解到的情况来分析结石形成的原因。

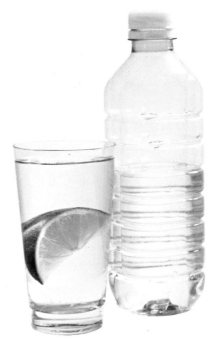

一般来说，结石形成的原因有如下几种：

1 尿液超饱和

正常人的尿液都是过饱和的，当过饱和状态超过一定的界限而达到超饱和状态后，就会出现一些称为雏晶的微小晶体。以后，这些雏晶慢慢生长并聚集在一起，黏附在黏膜和上皮上。这些颗粒如盘踞在尿路的狭窄部位并且继续增大的话，就会形成微结石。微结石继续生长即成为结石。

2 缺乏抑制剂

正常人的尿液虽然都是过饱和

的，但一般不会析出晶体，这是因为尿液中的抑制剂包括各种高分子的抑制剂和低分子的抑制剂。当尿液中缺乏抑制剂时，处于过饱和状态的尿液就会析出晶体进而形成结石。

3 肾脏局部病变

如肾乳头的钙化斑块、肾实质内的钙盐沉淀、肾内淋巴管阻塞形成的微结石等。

4 尿液促进剂

尿液中对尿石形成起促进作用的物质，如晶体、细菌、异物等。

5 尿液基质

尿液中的基质在结石的形成中起

19

到网架的作用，有利于结石的形成。

如何给尿路结石分类

> 对尿路结石（简称尿石）进行分类有助于分析其成因，从而利于治疗。下面分别从各个不同的角度来进行划分。

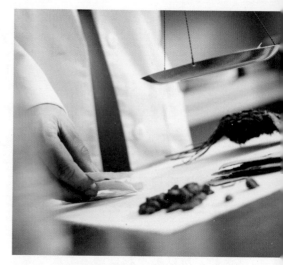

1 以尿石所在部位划分

以结石所在部位可以分为上尿路结石和下尿路结石两大类。上尿路结石包括肾结石和输尿管结石；下尿路结石则包括膀胱结石和尿道结石。

2 以尿石形成原因划分

以尿石形成原因可以分为原发性结石和继发性结石两大类。原发性结石一般是指那些由于病程较长、患者没有明确症状、检查时没有明确异常发现的结

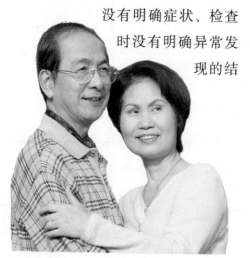

石，一般找不到明确的原因。继发性结石则可以找到其形成的原因，如：感染、梗阻、异物等。

3 以尿石成分划分

以尿石成分划分可以分为含钙结石（如：磷酸钙结石、草酸钙结石、碳酸钙结石等）、感染结石（主要成分为羟磷灰石和磷酸镁铵）、尿酸结石（主要成分为尿酸铵和尿酸）、胱氨酸结石及其他成分罕见的结石等。

4 以尿石代谢活动性划分

以尿石代谢活动性划分可以分为代谢活动性结石和代谢非活动性结石两大类。

尿路结石与年龄的关系

任何年龄段都可以发生尿路结

慎重对待前列腺肥大

迄今尚未完全明确前列腺肥大的发病原因。可能与人体内雄激素与雌激素的平衡有关。长期以来，人们普遍认为前列腺肥大是由于腺体的增生，排尿困难是由于机械性梗阻。医学专家通过研究发现，肥大部分的组织绝大部分不是腺体，而是纤维、肌肉组织。现代研究证实，前列腺肥大患者出现的排尿次数增多、尿流变细、排尿费力、射程变短以及急性尿潴留等问题，固然与肥大的前列腺压迫尿道有关，但逼尿肌功能改变、受体兴奋也是不可忽视的因素，而前列腺肥大程度与尿流不畅等症状不呈正比关系。由于雌激素可以抑制前列腺腺体组织增生，也能兴奋与平滑肌功能有关的 α 受体，从而能刺激纤维和肌肉组织的增生，所以，现在已经有一些新方法可以治疗前列腺肥大。前列腺肥大进展缓慢，一旦出现尿毒症等危重病症，治疗就十分棘手。因此及早予以重视，采取合理的康复措施是非常有必要的。

原因可能是绝经后骨质疏松及雌激素减少导致骨钙的重吸收增加，引起高钙尿症有关；此外，与尿液中枸橼酸排泄减少也不无关系。20 岁以前患尿石症的相对较少。儿童结石多数发生在 2～6 岁，常与遗传、畸形、感染、营养不良有关。最近的医学研究表明，尿路结石的发病率有随年龄增加的趋势。

尿路结石与天气的关系

首先，气候与尿路结石的发生有密切的关系。一般来说，人在气候干燥的情况下会出现脱水、尿液浓度升高及尿量减少，从而增加了形成晶体尿的危险。但是，气候与尿石症的发生并不一定存在必然的联系。有些地区的气候几百年改变不大，但尿石症的发病情况却可以在一定的时间内有很大的改变，说明除了气候等因素以外，还有其他因素在影响着尿石症的发病。

石，但发病高峰在 25～40 岁。男性的高峰年龄在 30～50 岁，女性则有两个高峰年龄，即 25～40 岁和 50～65 岁。出现第二个高峰年龄的

其次是高温。酷热的天气使人不停地流汗，从而丢失大量的水分，尿液高度

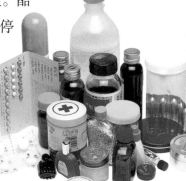

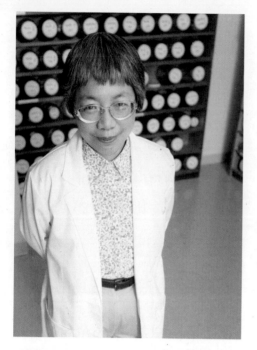

度增加，从而有利于结石的形成。

影响尿路结石形成的因素有哪些

首先，尿路结石可能受到遗传因素的影响，根据遗传病学的研究，尿路结石的发病有明显的家族倾向。据统计，15%～45%的尿路结石患者有家族史，其中近亲结婚者发病率更高。有家族史的尿路结石患者结石的复发率远远高于没有家族史者。有些家族中可以有几个人得尿石症，有一个家系三代25个人中，有9例尿路结石患者。有人统计了8例尿路结石患儿的亲戚（有血缘关系的），其中8.2%有尿石症的病史，是无血缘关系者的数倍。但还有一些不一定与遗传因素有关。例如夫妻一方患有尿路结石时，其配偶尿路结石的发病率也较高，这提示尿路结石的形成除了受遗传因素影响之外，周围环境因素对其发病也起着推波助澜的作用。

浓缩，促进尿盐沉淀，引发尿路结石。例如我国南方的一些省份以及地处热带和亚热带的国家尿石症的发病率就很高。

第三是季节。尿石症的发病率有季节性的变化。夏季以及稍后的时间里，肾绞痛的发病就很多，冬春季节的发病比较少。在夏季，尿中的草酸钙晶体及草酸的含量也增多。这一方面是因为体液丢失，另一方面是因为夏季日照时间长，使皮肤内的维生素D前体更多地转化为活性的维生素D，并使肠道增加对钙的吸收。另外，人们在夏季一般会吃大量的水果、蔬菜，从而增加了草酸的排泄。总之，尿中钙和草酸的排泄增多使草酸钙的饱和

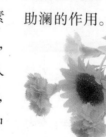

因为夫妻一般都有相似的生活及饮食习惯，这些对尿石的形成都有很大的影响。这种情况在其他疾病中也有类似的表现，如所谓的"夫妻癌"等，这主要与共同的生活习惯有关，而不一定是遗传因素在起作用。

另外，尿石症的发病与社会经济水平之间也存在一定的关系，这可以从世界各地的发病情况略窥一二。大量的数据表明，越是贫苦国家或地区的居民，其尿路结石的发病率就越高，例如，泰国某些最穷的地区，其发病率更是高得惊人。这说明经济、营养等情况与尿石症有密切的关系。

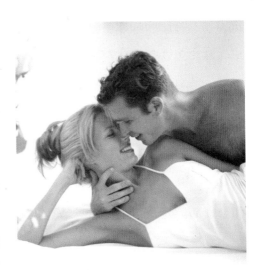

尿路结石的主要症状有哪些

尿路结石的临床表现是视尿石的部位而定的。下面我们就分别介绍一下上尿路结石和下尿路结石的临床症状。

1 上尿路结石

上尿路结石可分为肾结石和输尿管结石，临床上表现为腰部或腹部疼痛。轻则感觉腰部酸胀或不适，甚者痛如刀割，让人难以忍受。疼痛常猝然发作，男性可向下腹部、腹股沟、股内侧放射，而女性的放射区域甚至包括阴唇部位。肾绞痛发作时，患者表情十分痛苦，双手紧压腹部和腰部，蜷曲在床，甚至在床上嘶叫翻滚，情况十分惨烈。发作常持续数小时，但亦可数分钟即自行缓解。同时多伴有血尿和恶心呕吐，有时自排尿开始到结束都能用肉眼看见血尿，尿液呈茶叶水色、鲜红色、酱油色或洗肉水色，但多数血尿只能在显微镜下发现。如果结石位于输尿管壁段，还可以出现尿急、尿频、尿痛的症状。

2 下尿路结石

下尿路结石可分为膀胱结石和尿道结石，所引起的症状各不相同。首先膀胱结石常表现为尿痛和排尿中断。疼痛为下腹部和会阴部钝痛，亦可为明显或剧烈疼痛，排尿终末时疼痛尤烈。患者常欲保持卧位以求缓解疼痛。结石若嵌于膀胱颈口，则排尿明显出现困难，亦可出现排尿中断或急性尿潴留。患者必须改变体位或摇晃身体，才能继续排尿，此时可能突然发生剧痛，可放射至阴茎头、阴茎和会阴部。膀胱结石患儿当结石嵌顿时，常疼痛难忍，大声哭叫，大汗淋漓，用手牵拉或搓揉阴茎或抓住会阴部，并变换各种体位以减轻痛苦。其次，尿道结石表现为排尿困难，呈滴沥状，有时出现尿潴留及尿流中断。排尿时有明显的疼痛，而且放射至阴茎头部。后尿道结石有会阴和阴囊部疼痛。阴茎部结石在疼痛部位可摸到肿块，用力排尿有时或可将结石排

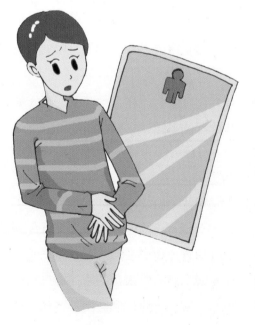

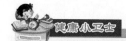

尿石受性别因素影响吗？

尿石的发生与性别因素有关，尿石症患者男性明显多于女性，比例一般为23：1。浙江省最高达15：1，广东佛山地区最低为10：1。任何年龄段都可以发生尿路结石，但发病高峰在25～40岁之间。男性的高峰年龄在30～50岁，女性则有两个高峰年龄，即25～40岁和50～65岁。近年来我国的有关统计表明，上尿路结石男女比例相近，下尿路结石则男性明显多于女性。普遍认为，男性比女性尿路结石发病率高的原因可能是男女两性的生活饮食习惯（饮食量和饮食成分）以及工作状况（环境和耗力度）有差异，女性尿道较宽、较短、不易发生尿潴留，女性的尿液中保护性胶体增多。雄激素有增加草酸形成的作用；而雌激素能够增加尿液中枸橼酸的排泄，还可以抑制甲状旁腺激素的活性，降低血钙和尿钙的浓度；枸橼酸与钙易形成可溶性络合物，增加钙盐的溶解度，因此降低了罹患尿石症的可能性。

出；并发感染者尿道有脓性分泌物。女性尿道憩室结石，常伴有尿急、尿频、尿痛和血尿；其突出的症状就是性交痛。男性前尿道结石除表现为尿

痛及尿道有分泌物外，在阴茎的下方会出现一较硬的肿块，逐渐增大，虽无排尿梗阻症状，但有明显的压痛。

上尿路结石和下尿路结石都可能造成不同程度的局部损害、梗阻和感染。当尿路梗阻引起严重的肾积水时，患者会感到腰胀、腰酸，甚至可以摸到腰部肿块。当发生尿路感染时还可出现尿急、尿频、尿痛，甚至出现发热的症状。

尿石症的治疗方法有哪些

近年来，尿石症的治疗已经发生了根本性的变化。过去，对尿石症的治疗几乎全部是开放性手术，现在这种情况已经大为改善。

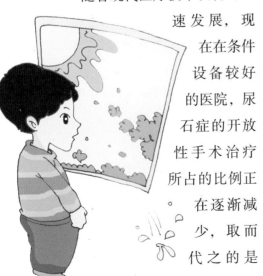

随着现代医疗技术设备的迅速发展，现在在条件设备较好的医院，尿石症的开放性手术治疗所占的比例正在逐渐减少，取而代之的是

体外冲击波碎石和内镜技术。现分别介绍如下：

（1）体外冲击波碎石现在已成为治疗尿石症最常用的方法。近些年来，随着碎石机的更新换代和碎石经验的积累，肾、输尿管和膀胱结石均可进行体外冲击波碎石。

（2）经皮肾镜取石术是在腰部经皮穿刺作一通道，用专门的扩张器扩大这个通道，将肾镜经此通道放入肾内，取出结石或先将结石用超声、液电、激光、气压弹道碎石等方法击碎后再取出，是结石治疗上的一大进步。

（3）经尿道输尿管镜取石术是内镜技术发展的结果，改变了长期以来认为输尿管不能直接检查、输尿管结石必须用开放手术治疗的传统观念。通过输尿管镜还可以进行气压弹道碎石、激光碎石等治疗。

（4）经膀胱镜机械碎石、液电碎石、超声碎石、气压弹道碎石、激光碎石等治疗膀胱结石。

（5）经后腹腔镜下手术治疗肾盂或输尿管上段结石。

（6）化学溶石疗法就是通过口服药物或将导管放到结石近段的尿路（主要是肾盂和膀胱），经过导管注入溶解结石的药物，使结石溶解变小或防止结石增大。

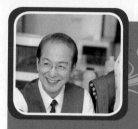

膀胱疾病

膀胱是储存人体尿液的器官，而尿液是人体分解饮食后的液体废物，如果尿液留在人体内过久，就会给膀胱机能带来危害，影响人体代谢过程和身体健康。

什么是不稳定性膀胱

不稳定性膀胱是指膀胱在储尿期自发或经咳嗽和其他刺激诱发的膀胱逼尿肌无抑制性收缩。根据国际排尿控制协会（ICS）的标准，在膀胱充盈期如果逼尿肌出现非自主的收缩，强度达到15千帕（15厘米水柱）时，即可认为存在不稳定性膀胱。

少数不稳定性膀胱为神经病变引起，如脊髓损伤、多发性硬化、脑卒中等，称为神经源性不稳定性膀胱。产生机制为中脑和大脑皮质或其下行神经纤维受到损害时，就不能对膀胱收缩发挥抑制作用，导致膀胱收缩增强，出现逼尿肌反射亢进。大多数不稳定性膀胱病因不明，称为特发性膀胱活动亢进。其可能的原因有：

（1）膀胱出口梗阻，如前列腺增生症因长期排尿时膀胱内压升高，造成膀胱壁神经节和肌肉的损害。

（2）膀胱功能容量降低。

（3）排尿功能发育不全或退化，指排尿训练不当或控制排尿技能掌握不好。

（4）心理状况不稳定，这类患者常有紧张、焦虑等心理改变。

（5）膀胱逼尿肌的黏弹特性改变。

（6）男性与前列腺炎有一定的关系；女性与妇科疾病如盆腔炎及生殖道炎症、子宫脱垂有关系。

临床上，不稳定性膀胱以尿频、尿急和（或）急迫性尿失禁为主要症状。

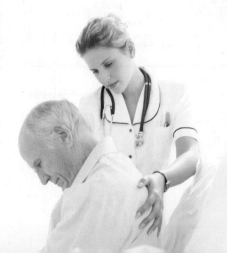

什么是膀胱逼尿肌收缩无力

排尿过程中除了下尿路必须保持通畅外，还要求膀胱内产生足够的压力。

正常排尿时，膀胱逼尿肌在神经的支配下产生强有力的收缩，使膀胱内压力急速升高以完成排尿。但有些患者在排尿时，膀胱逼尿肌不能产生持续而有力的收缩，导致排尿困难，这就是膀胱逼尿肌收缩无力。

膀胱逼尿肌收缩无力的原因有很多。比较多见于下尿路有梗阻的患者中，如男性的前列腺增生症和女性的膀胱颈部梗阻。在这些疾病的后期，长期的膀胱内压增高并出现大量剩余尿时，膀胱逼尿肌发生肌细胞变性，影响膀胱逼尿肌的收缩功能；神经源性膀胱患者由于膀胱逼尿肌失去了神经的支配而不能产生收缩；一些老年患者由于营养不良，体质较差，也会引起膀胱逼尿肌变性而收缩无力。

膀胱逼尿肌收缩无力主要临床表现为进行性排尿困难，尿流缓慢无力，经常需要腹部用力才能解出小便，因此会出现分段排尿现象。膀胱逼尿肌无力的患者多伴有膀胱容量增大和高顺应性膀胱，膀胱内有大量剩余尿，因此容易并发膀胱炎症和膀胱结石，后期还会出现充盈性尿失禁和上尿路积水。

什么是膀胱逼尿肌收缩亢进

膀胱逼尿肌收缩亢进是指逼尿肌收缩时产生的膀胱压力高于正常压力。

一般认为，逼尿肌收缩产生的压力 >9 千帕 (90 厘米水柱) 时为膀胱逼尿肌收缩亢进。多见于慢性下尿路梗阻的早期，为克服增加了的膀胱颈部或尿道压力以排出尿液，膀胱逼尿肌往往代偿性增生肥厚，产生更强的收缩压。另外，一些神经源性膀胱由于失去了中枢神经对下尿路神经的抑制作用而导致膀胱逼尿肌的收缩亢进。

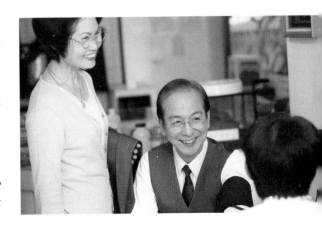

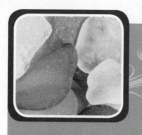

尿失禁

尿失禁就是指人的主观意识控制不了尿液的排泄时间和量，给人的工作和生活带来很大的影响。本节将为您介绍这方面的知识。

尿失禁

根据尿失禁发生机制的不同，可将尿失禁分为真性尿失禁、压力性尿失禁、充盈性尿失禁和急迫性尿失禁四种。

什么是真性尿失禁

是指在任何体位及任何时候都发生的尿失禁。由于神经性膀胱功能障碍、膀胱逼尿肌过度收缩、尿道括约肌的严重受损以至丧失控制排尿的能力等，导致尿流淋漓，称为真性尿失禁。它常见于尿道括约肌或其支配神经的病变。这种患者的膀胱是空虚的，没有剩余尿。

什么是压力性尿失禁

是指在由各种原因引起的腹部压力增高时（如：咳嗽、打喷嚏、跑步、用力、突然改变体位等）引起的尿失禁。此时膀胱逼尿肌的功能正常，而尿道括约肌或盆底及尿道周围的肌肉松弛，膀胱后壁丧失正常组织支持（常见于中年女性），尿道阻力降低。在正常情况下尚能控制排尿，一旦腹部压力增加导致膀胱内压力超过尿道阻力时，就会有尿液溢出。压力性尿失禁多见于分娩损伤者、绝经期女性（阴道前壁支持力量减弱）。在男性则可见于前列腺手术后（根治性前列腺切除术后）、尿道外括约肌损伤、会阴

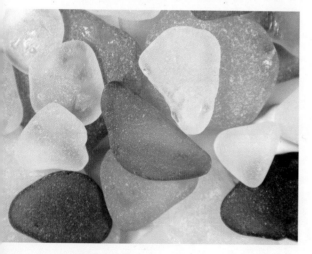

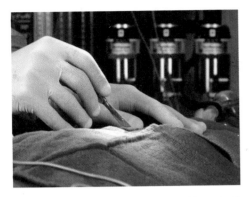

部及尿道损伤及尿道手术后等。这种患者的膀胱内一般没有剩余尿。压力性尿失禁也可由于身体活动所引起的逼尿肌过度活动所致，即所谓的"压力性反射亢进"。

什么是充盈性尿失禁

是指由于尿道梗阻（尿道狭窄、前列腺增生）和膀胱收缩无力等原因所导致的慢性尿潴留后，膀胱在极度充盈的情况下，膀胱内压力超过正常尿道括约肌的阻力，尿液从尿道溢出。多见于前列腺增生症等下尿路梗阻性疾病的晚期。也可见于神经源性膀胱等疾病。充盈性尿失禁可以由逼尿肌不稳定或括约肌功能障碍所致。只根据病史及体格检查有时很难作出充盈性尿失禁的诊断，特别是肥胖的患者。充盈性尿失禁的患者，膀胱内有大量剩余尿。纠正膀胱出口梗阻后，尿失禁即可缓解。

什么是急迫性尿失禁

多见于由于膀胱内病变（如炎症等因素），使膀胱受到强烈刺激而引起膀胱逼尿肌的无抑制性收缩，并产生强烈尿意的情况下，不能控制小便而使尿液流出。主要是由于膀胱逼尿肌的过度活动所致。它又可分为感觉急迫性尿失禁和运动急迫性尿失禁两种。前者主要见于膀胱的病变，如膀胱及尿道的急性炎症、膀胱结核、间质性膀胱炎、膀胱肿瘤、膀胱结石等疾病；后者则可因逼尿肌的过度活动、神经源性膀胱、伴有膀胱顺应性降低的晚期膀胱出口梗阻所致。精神紧张、恐惧等有时也会引起尿失禁。

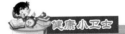

为什么需要鉴别急迫性尿失禁和压力性尿失禁？

急迫性尿失禁与压力性尿失禁的鉴别十分重要。这是因为：

（1）急迫性尿失禁常继发于原发的疾病（如：感染或膀胱出口梗阻），治疗原发病后，急迫性尿失禁即痊愈。

（2）急迫性尿失禁一般不需要手术治疗，而只要进行药物治疗，以增加膀胱的顺应性和（或）降低尿道的阻力。

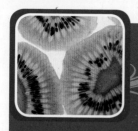

前列腺疾病

前列腺疾病是严重困扰男性工作和生活的常见疾病，其迁延性和难愈性等使男性患者吃尽了苦头。本节将为您介绍这方面的内容。

前列腺的解剖及功能

> 前列腺是男性的一个重要器官。

在男性的一生中，前列腺的大小变化很大。儿童时期的前列腺体积很小。到了青春期，前列腺开始增大，形状就像一个栗子。一般说来，前列腺底部宽度约为3.5厘米，前后径及上下径约为2.5厘米，重量约为20克。到了老年期，如果没有特殊情况，前列腺的体积会有所缩小。

1 前列腺的部位

前列腺位于盆腔内，在耻骨联合下缘耻骨弓之后、直肠之前，由狄氏筋膜将前列腺与直肠隔开。前列腺呈圆锥体状，上与膀胱颈相接，下至尿生殖膈。前列腺围绕前列腺部尿道，其1/3在尿道之前，2/3在尿道之后，可分为前面、后面及下侧面。直肠指检时，可触及前列腺两侧叶，略微隆起，习惯上称为左叶和右叶。两侧叶之间有一凹陷，称为中间沟。

2 前列腺的结构

多年来，解剖学上把前列腺分为5个叶，即前、中、后叶及2个侧叶。但肉眼所见各叶之间并无明显界限。近年来研究发现，前列腺组织由2部分组成，即腺体和纤维肌肉基质。前部的纤维肌肉基质是一个相当大的区，约占全部体积的1/3，完全不是腺体，主要由平滑肌纤维组成。腺体部分分为中央带及周边带2个区。在射精管与尿道内口至精阜之间的组织呈圆锥状，称为中央带；在中央带的周围为周边带。许多学者认为，中央带好发前列腺增生，周边带好发前列腺癌。

前列腺和腮腺、胰腺等腺体一样，属于人体的外分泌腺。它是由多个腺泡和导管组成，前列腺有16～32个腺管，分别开口于后尿道内。它可分泌一定量的外分泌液，即前列腺液。同时，前列腺又是男性生殖器官中最大的附属性腺，对男性生殖功能具有特殊的作用。前列腺中腺体组织占70%，由高柱状上皮组成，肌肉纤维组织占30%，成为前列腺的支架。前列腺的表面有一层致密而坚韧的纤维组织和平滑肌包膜，称前列腺固有包膜，它与膀胱颈肌肉相续。固有包膜与前列腺外科包膜不同。外科包膜是指当尿道旁的前列腺腺体增生时，将其他前列腺组织挤至周围而形成的一薄层纤维腺样结构。

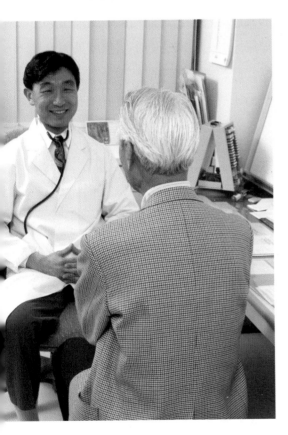

前列腺疾病的主要症状

1 会阴部不适

这是前列腺疾病患者最常见的症状。会阴部可有不适，还可有沉重、坠胀的感觉。有的患者可有疼痛的症状，一般为刺痛或钝痛。疼痛可放射到腰背部、阴茎部、耻骨上区以及大腿内侧。前列腺炎症时，由于刺激了盆腔内的神经，在大便时疼痛会加剧或引起直肠内疼痛。

2 尿路刺激症状

这是前列腺炎症合并膀胱三角区的炎症或膀胱炎时的症状。表现为尿道灼热刺痛感，并伴有尿频、尿急，排尿终末时由于膀胱颈部剧烈收缩，也可引起疼痛。

3 尿道滴白

多见于前列腺的炎性疾病。尿道口有少量白色分泌物溢出。有时在早晨发现尿道口被白色分泌物黏住；有时在排尿前后或大便用力时，尿道口有白色分泌物滴出。

4 排尿无力

这是由于前列腺疾病造成尿路长期梗阻后，膀胱逼尿肌失去代偿能力

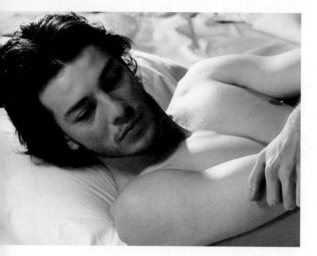

而引起的。排尿时，不能立刻将尿液排出，而需要等待一段时间，逐渐用力后才能把尿液排出。还可以表现为排尿时间延长、射程变短、尿线变细、尿线分叉等。

5 排尿滴沥不净

这是由于膀胱颈部及前列腺尿道受压导致排尿阻力增加所造成的。在排尿的过程中或排尿的终末，尿液不能连续成线而呈点滴状。有时即使用力憋气，增加腹压，也不能使尿流成线。

6 血　精

即性交时射出血性精液。其中的血液可以是红色的新鲜血，也可以是暗红色或深褐色的陈旧血。一般是前列腺炎及精囊炎的特征，也可见于精囊肿瘤。

7 尿失禁

当括约肌失去控制能力时，尿液不由自主地随时流出，称为尿失禁。前列腺疾病时，一般表现为充盈性尿失禁，即当膀胱内压力超过尿道阻力时尿液被迫外溢而出现的尿失禁。与其他类型尿失禁不同的是，这种患者在尿失禁的同时膀胱内有大量的剩余尿。

8 尿潴留

由于种种原因而使膀胱内尿液不能排出即称为尿潴留。尿潴留有急性和慢性两种。在因前列腺疾病而引起排尿困难时，都会有不同程度的尿潴留，称为慢性尿潴留。这时患者尚能解出尿液，但在解完小便后膀胱内可有不等量的剩余尿。一旦患者完全不能排出尿液，膀胱极度扩张时即为急性尿潴留。如果尿潴留得不到及时处

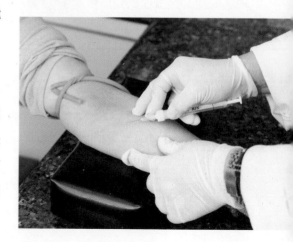

理，会影响肾功能，甚至造成尿毒症。

9 性功能障碍

前列腺疾病时常常伴有性功能障碍。表现为性功能减退、阳痿、早泄、遗精、不射精等。

前列腺疾病的诊断方法

前列腺疾病的诊断方法很多。主要有：

1 体格检查

其中最主要的是经直肠指检。通过检查可以了解前列腺的大小、质地、有无结节、有无压痛、两侧叶是否对称、中间沟是否存在等。

2 前列腺液检查

通过检查前列腺液中白细胞的多少、卵磷脂颗粒的多少、前列腺液的细菌培养等，不仅可以确定有无前列腺的炎症，还可以确定引起前列腺炎的致病菌，并选择合适的抗生素进行治疗。

3 B超检查

可以了解前列腺的大小、前列腺内部有无异常的结节、所患疾病的性质（如炎症、增生、结石、囊肿等）、

与膀胱的关系、剩余尿的多少等。使用经直肠B超检查可以更准确地了解前列腺的情况。

4 X线检查

主要包括腹部平片和排泄性尿路造影。前者是要判断前列腺疾病是否同时合并有尿路结石、前列腺区有无钙化的阴影，而后者则是要了解在前列腺疾病时肾功能的情况、前列腺与膀胱的关系、膀胱壁的情况等。有时根据情况还要做尿道造影，以排除尿道狭窄的可能性。前列腺造影则是一种特殊的X线检查。它是通过经会阴或经直肠途径将造影剂直接注射进前列腺腺体内，根据造影剂在前列腺组织中弥散的情况来显示前列腺的大小、形状等。由于这项技术会给患者带来一定的创伤，而且现在有更好的方法可供使用，所以国内已很少开展。

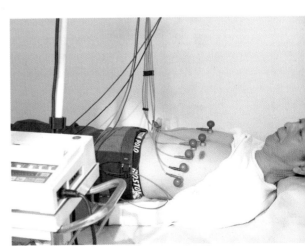

5 CT 检查

能比 B 超更正确地反映前列腺的情况 (如大小、疾病性质) 及与周围器官的关系 (特别是在前列腺癌的时候)。

6 磁共振成像

·除可以在图像中显示前列腺的大小外，还可显示膀胱扩张、膀胱壁增厚、输尿管扩张等病理改变。磁共振成像可发现局限于前列腺内部的癌肿，其主要的作用在于对已确诊的前列腺癌进行分期。

7 血清前列腺特异抗原测定

能有助于前列腺癌的发现，特别是配合游离前列腺特异抗原 (PSA) 测定并计算两者的比例，可进一步提高对前列腺癌诊断的准确性。

8 尿动力学检查

能了解膀胱逼尿肌的代偿情况、尿流率的大小等各项指标，以指导治疗。

9 前列腺穿刺活检

就是通过会阴或直肠途径用特殊的穿刺针来获取前列腺组织，进行病理学检查，以了解前列腺病变的性质。

10 膀胱镜检查

如是前列腺增生症，必要时应做膀胱镜检查以明确同时存在的膀胱壁及膀胱内的病变 (如合并憩室、结石、肿瘤等) 以及前列腺增生的情况 (如究竟是一侧叶增生、两侧叶增生还是中叶增生等)。

超声检查在前列腺疾病诊断中的意义

超声检查由于无创伤、操作简便而在临床上被广泛应用。超声检查前列腺可以有 4 个途径：即经腹壁、经尿道、经直肠和经会阴。临床上经常使用的是经腹壁和经直肠 2 个途径。经直肠 B 超检查由于超声探头贴近前列腺进行检查，使结果更准确。经尿道的超声检查因需要特殊的探头而只能在少数有条件的医院里施行。

超声检查前列腺疾病应当包括以下几个方面：前列腺的大小、形态，前列腺疾病的性质，前列腺尿道的长度，前列腺与膀胱的关系，前列腺疾病时合并的其他病变，测定剩余尿等。

在前列腺疾病的治疗过程中，超

声检查可以反复多次进行，以观察治疗的效果。此外，在B超引导下，还可行穿刺、引流及活检等诊断和治疗。

近年来在临床上应用的经直肠三维超声 (3D–US) 是利用计算机图像处理技术对正常前列腺、前列腺增生、前列腺肿瘤的超声二维图像进行叠加、重建，得到前列腺及其新生物的三维图像或立体模型，清楚显示膀胱出口的梗阻情况，显示前列腺肿瘤的分布情况，提高穿刺活检的准确率，提高近程放疗的准确性。首先，经直肠三维超声可以测定前列腺的前后径、上下径和左右径，能准确测定前列腺的体积。可以显示前列腺的纵横两个断面的图像，显示前列腺内外腺体及内部出现的增生结节。此外，经直肠三维超声还可以动态观察患者的排尿动作，以了解前列腺增生时后尿道受压的情况。根据上述观察所得

到的资料，泌尿外科医生可以判断前列腺疾病的性质及其与周围脏器的关系。对前列腺增生症患者可以选择针对性的治疗方法，还可以观察治疗前后尿道梗阻状态的改变，判断治疗的效果及预后。

最近，有人提出在做经直肠B超时，注意观察前列腺的移行具有重要的意义。通过估计移行带的体积可以计算出前列腺增生组织的量。移行带的体积还可以用来估计前列腺增生症的严重程度、计划前列腺治疗 (手术、药物和侵入性最小的手术) 的方式以及观察药物治疗的效果。

应用B超测定移行带的体积在前列腺癌的诊断方面也有临床意义，例如测定移行带的 PSA 密度对 PSA<10 纳克 / 毫升的患者能区别前列腺良性病变与前列腺癌。

前列腺炎的感染途径

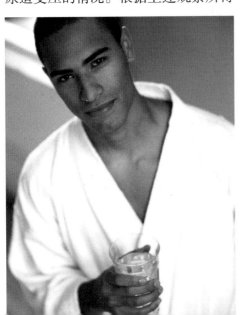

大多数前列腺炎的致病因素尚不清楚，一般认为都是由于致病微生物感染引起的。当人体由于劳累或疾病等因素使机体抵抗力降低时，致病微生物就通过各种途径侵入前列腺腺体内，引起炎症反应。

前列腺炎的感染途径一般有以下几方面：

（1）上行性尿道感染。当尿道内有炎症（如淋菌性尿道炎）时，细菌会由精阜上的射精管开口沿前列腺导管逆向进入前列腺，引起细菌性前列腺炎。

（2）感染尿液逆流至前列腺管。当发生膀胱炎等尿路感染时，由于排尿时产生的压力，带有细菌的尿液可能会向上逆流，并通过前列腺导管进入前列腺，引发前列腺炎。

（3）直肠细菌直接扩散或经淋巴管蔓延侵入前列腺。众所周知，直肠内有大量致病菌，因前列腺与直肠相邻近，这些细菌有时会直接扩散或经淋巴管蔓延至前列腺而引起感染。

（4）血行感染。血液中的细菌，在随血液循环流经前列腺时停留下来，引起炎症反应。

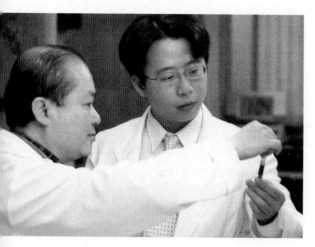

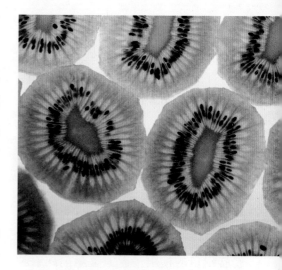

前列腺炎的致病菌及检查方法

前列腺炎的致病菌大多数是革兰阴性菌，包括大肠埃希菌（占80％）、克雷伯杆菌、奇异变形杆菌、假单胞菌属。对革兰阳性菌是否是致病菌的问题现仍有争议，许多学者认为只有肠球菌是致病菌。另外，淋球菌、结核杆菌、真菌、衣原体、支原体、滴虫可导致各种特殊类型的前列腺炎。

在各种不同类型的前列腺炎中，致病菌也有所不同。急性细菌性前列腺炎时以革兰阴性肠杆菌、铜绿假单胞菌和革兰阳性的葡萄球菌与链球菌为主，还可为沙门菌、金黄色葡萄球菌以及厌氧的脆性类杆菌和产气荚膜梭状芽孢杆菌等。慢性细菌性前列腺炎时也以革兰阴性肠杆菌或铜绿假单胞菌为主，很少有革兰阳性菌引起慢性细菌性前列腺炎的。

前列腺炎的细菌学检查主要有四杯定位细菌培养法。如 VB2 菌落多于 1000 个 / 毫升，提示为膀胱炎症；如 VB1 及 VB2 为阴性，而 EPS 或 VB3 菌落大于 5000 个 / 毫升，提示为慢性前列腺炎；如不能得到 EPS，则可用 VB3 代替前列腺液来进行分析，但分析时必须要考虑前列腺液被尿液稀释的影响。

前列腺液涂片染色检查可以发现细菌、滴虫等致病微生物，而前列腺液的细菌培养则是鉴别细菌性与非细菌性前列腺炎最简单、最准确的方法。通过它可以确诊感染的病原体，再加上药物敏感试验，就可以为以后的药物治疗提供指导。除了对前列腺液做一些非特异性细菌培养外，必要时还可以进行一些特殊细菌的培养。如对曾有尿道口流脓、有淋菌性尿道炎可能的患者，应做前列腺液的淋球菌培养。对前列腺炎症状明显而普通细菌培养阴性的非细菌性前列腺炎患者，可做支原体和衣原体的检查及培养。对妻子患有滴虫性或真菌性阴道炎的患者，可检查前列腺液中的滴虫

和真菌。

前列腺炎的发病年龄

在一般人的印象中，一提起前列腺疾病，就以为只发生在老年人身上。其实，那只是对前列腺增生症而言。前列腺炎则不然，它多见于中青年人群中。

有关资料表明美国人前列腺炎的发病高峰为 36 ~ 42 岁，占 86%。而在我国，前列腺炎有 2 个发病年龄高峰，第一个在 30 ~ 39 岁，占 34.4%；第二个年龄高峰为 60 ~ 69 岁，占 36.4%。在以前列腺炎症状就诊的患者中，以青壮年占多数。然而，老年人中也有一定数量的人患前列腺炎，这一点常被人们所忽视。有些老年人在出现排尿异常的症状时，常常被认为是由前列腺增生症所引起的，而按前列腺增生症治疗。由于没有对

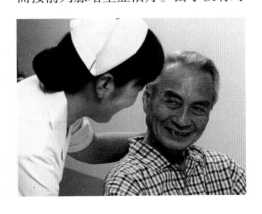

炎症进行治疗，效果往往不好。事实上，这些老年人的排尿异常症状恰恰是由前列腺炎引起的，而与前列腺增生关系不大。因此，尽管前列腺炎大多数发生在青壮年，也不能忽视老年人的前列腺炎，并及时给予治疗。

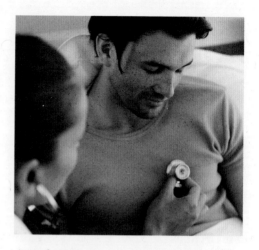

急性前列腺炎的临床表现

急性前列腺炎发病之前，常先有疲劳、饮酒过度、感冒、性欲过度、会阴损伤及痔内注射药物等诱因。其临床症状主要有：突然发作的发热、寒战、会阴部及后背部的疼痛，有的患者会出现类似肾绞痛的症状，还可伴有尿频、尿急、排尿疼痛、尿道口有脓性分泌物；有的患者会出现排尿困难，甚至出现急性尿潴留，还可能

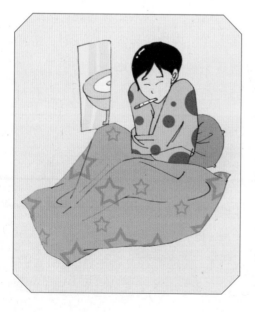

出现直肠胀满、排便痛及性欲减退、性交痛、血精等性功能障碍的症状。有时前列腺炎会通过输精管逆行扩散到附睾并引起急性精囊炎、输精管炎和附睾炎。

急性前列腺炎时，细菌在部分或整个前列腺内产生强烈的炎症反应。这时，后尿道、前列腺导管及其周围间质组织发生明显的充血水肿，并逐渐加重。如症状得不到控制，体温持续升高，血白细胞计数升高，说明前列腺小管和腺泡内已形成许多小脓肿。这些小脓肿逐渐增大，可侵入更多的实质和周围基质中，即形成大的脓肿。这些改变使前列腺体积明显增大，压迫尿道，导致下尿路的梗阻。再加上患者剧烈的排尿疼痛而抑制了排尿反射，以及发热等全身反应造成逼尿肌无力等因素，就出现了排尿困难。严重时还会出现急性尿潴留。

慢性前列腺炎的临床表现

慢性前列腺炎的症状比较复杂，临床表现各不相同。主要有：

（1）排尿不适或灼热感；尿频、尿急、尿痛；晨起或排尿终末时尿道口有白色分泌物；会阴部、肛周、耻骨上、腹股沟、下腹部、腰骶部、阴囊、睾丸及尿道内有不适感或隐痛。

（2）有些患者出现射精后疼痛、血精、阳痿、早泄、性欲减退等性功能障碍的症状。

（3）全身症状有疲倦乏力、腰酸背痛，还可有焦虑、多梦等精神症状。有些患者前列腺炎的症状并不严重，精神症状却十分严重。有些患者甚至痛不欲生，一方面对医生提出的治疗措施表示怀疑，另一方面却四处奔波、不惜千金、寻医求药，甚至要求手术治疗。

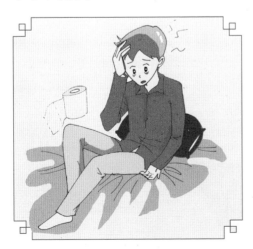

慢性前列腺炎与慢性附睾炎的关系

前列腺和附睾都是男性生殖系统的重要器官。在解剖上，连接附睾的输精管和连接前列腺的前列腺导管有一个共同的开口。因此，前列腺和附睾有着密切的内在联系。同样，前列腺炎和附睾炎也有着许多共同之处。临床上急、慢性附睾炎和前列腺炎是男性生殖系统最常见的两种疾病。

由于男性生殖系统各器官间的特殊解剖关系，男性生殖系统各器官的感染性疾病常相互关联。慢性前列腺炎时，致病菌可以通过输精管管腔逆向进入附睾，或通过淋巴系统到达附睾，引起附睾炎。而慢性附睾炎时，致病菌也可通过输精管顺流到达前列腺，或通过淋巴系统引起前列腺炎。这种联系在淋球菌感染时表现得最明显。患者先出现尿痛、尿道口流脓等急性淋菌性尿道炎症状，在这些症状缓解后不久或同时又会出现一侧或双侧附睾肿痛等附睾炎症状。此时进行前列腺液培养，多可培养出淋球菌，而在上述急性症状消退后，患者往往会长期存在慢性前列腺炎症状。

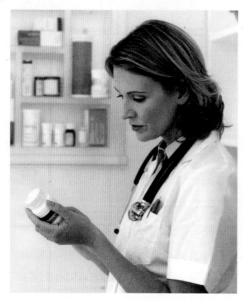

怀疑支原体和衣原体感染，可选用二甲胺四环素、强力霉素等治疗；如系滴虫感染可选用甲硝唑；如系真菌感染可选用氟康唑等抗真菌药物。需要注意的是，对由性交引起的感染，应男女同治，防止重复感染。

除了抗菌治疗，还有很多治疗方法具有促进炎症吸收、缓解症状的作用。例如中药治疗，原则是活血化瘀、通经活络、疏肝理气、清热解毒、利尿利湿。还有一些物理治疗，如超短波、微波照射、热水坐浴等。定期前列腺按摩、排出前列腺液对前列腺炎的治疗也有很好的作用。对有膀胱颈部梗阻的慢性非细菌性前列腺炎可以使用受体阻滞剂，以使膀胱颈和前列腺松弛，消除返流因素，缓解症状。

总之，慢性前列腺炎和附睾炎是相互影响的，两者可先后或同时发生，在治疗的过程中，应当引起医生和患者的重视。

慢性前列腺炎的治疗

对慢性细菌性前列腺炎，最重要的是采用抗菌治疗。由于前列腺腺泡上皮类脂质膜的屏障作用，很多抗生素不能透入前列腺腺泡内，所以治疗效果往往不理想。红霉素、复方新诺明、强力霉素等具有较强的穿透力，可作为首选药物。也可口服利福平加复方新诺明。

对于非细菌性前列腺炎，则应根据不同的致病病原体来选择药物。如

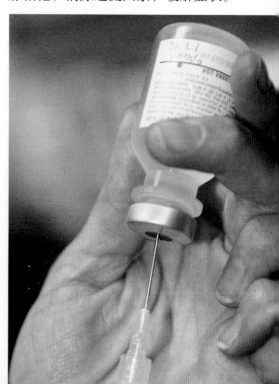

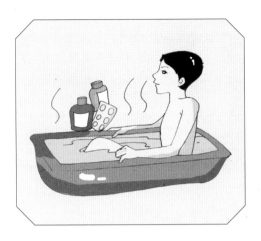

对于使用药物难以治愈的慢性前列腺炎，可以辅助采用针灸、前列腺按摩、热水坐浴、前列腺内药物注射法、敷脐疗法、尿道注药法、物理疗法等。对于极少数症状顽固的患者可采用前列腺精囊切除术或经尿道前列腺切除术来治疗。由于手术治疗很难达到治愈的目的，而炎症反应又增加了手术的难度，所以选择手术治疗时应非常慎重。

慢性前列腺炎的手术治疗

有些长期不愈的慢性前列腺炎患者，因症状比较严重，严重干扰生活和工作，给身体和精神均造成很大压力，往往会寄希望于通过手术的方法将前列腺炎治好。那么，慢性前列腺炎是否可以用手术的方法来治疗呢？

其实，对于那些经各种方法长期治疗仍不能治愈和症状难以控制的慢性细菌性前列腺炎患者来说，只有其中一小部分患者可以考虑进行手术治疗。例如，对于明确存在感染的前列腺结石患者，其结石是细菌持续存在和炎症反复发作的根源，而药物治疗又不能彻底杀灭病灶中的细菌，故可以考虑施行前列腺精囊切除术和经尿道前列腺切除术两种方法。前列腺精囊切除术虽可以较彻底地去除腺体内的感染灶和结石，但手术难度大，术后并发症多。对合并有前列腺炎的前列腺增生症患者，由于前列腺与周围广泛粘连，手术有一定困难，常不能完整摘除前列腺，术中出血也较多，术后容易发生膀胱痉挛，术后发生尿频、尿急、排尿不尽症状的也较多。经尿道前列腺切除术虽能较彻底地切除感染组织病灶和结石，但也难以达到彻底治愈前列腺炎的目的。对于中青年患者，前列腺的手术可能会影响其性功能及生育能力。因此，对慢性前列腺炎患者的手术治疗问题必须慎重考虑。

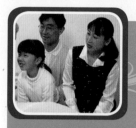

泌尿系肾病

肾病也属于泌尿系统里的一种常见病，因为肾主导人体排毒的功能，其排出的废液经由尿路系统排出。因而，了解肾脏的一些疾病常识对防治泌尿系统疾病大有好处。

什么是急性肾小球肾炎

急性肾小球肾炎简称急性肾炎，常以急性起病，以血尿、蛋白尿、水肿、高血压或伴有少尿及氮质血症等为主要临床特征的一组常见疾病，常称为"急性肾炎综合征"。

大多数为急性链球菌感染后肾小球肾炎，病程一般在 1 年左右，多表现为自发性的恢复过程，通常临床所谓的急性肾炎即指此类而言。本病可发生于世界各地，在我国是一种常见的肾脏病，尤其在儿童及青年中的发生率较高。我国北方约 90% 以上发生于呼吸道链球菌感染之后，冬春季多见；南方 30%～80% 常发生于脓疱疮之后，多见于夏季。如遇到猩红热流行，则急性肾炎在流行期间发病率会高于平时。男女均可发病，其比为 2 : 1，多为 5～14 岁儿童发病，本病为良性自限性疾病，患者经正规

治疗后基本上都能自行恢复。

急性肾炎属于免疫性疾病。人们最早认识到肾炎的发生与某些感染因素有关。自从 20 世纪以来，科学研究已证实是 B 型溶血性链球菌甲组中的若干型与急性肾炎发病有关的，其中最常见的是第 12 型，其他尚有第 1、4、6、18、23、25、41、49 型。这些都与呼吸道感染后急性肾炎有关。除链球菌感染能引起急性肾炎外，后来还发现了肺炎双球菌感染后肾炎，金黄色葡萄球菌感染后肾炎，伤寒、白喉感染后肾炎等，它们的临床表现

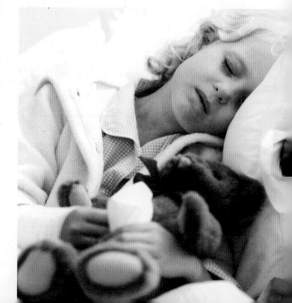

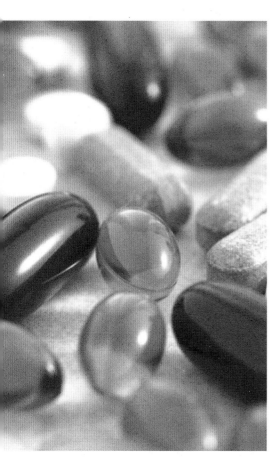

慢性肾炎与急性肾炎到底有何关系

医学界目前对慢性肾炎的病因和发病机制尚未充分了解，临床上只有15%～20%的急性肾炎发展成慢性肾炎，多数慢性肾炎并无急性肾炎的病史。

有人认为急性肾炎与慢性肾炎是同一疾病，后者是由前者演变而来的。其根据是因为患急性肾炎时，如果未及时彻底治疗链球菌感染灶，就会演变成慢性肾炎，比如慢性扁桃体炎、慢性副鼻窦炎、反复发作的脓皮病、丹毒等均可成为慢性肾炎的病因。因此往往认为只要彻底治疗及清除感染病灶，就能斩草除根，以绝后患。

基本上与链球菌感染后肾炎相同。

近年来发现病毒感染后也可导致急性肾炎的发生，其中包括传染性肝炎、水痘、腮腺炎、流感、传染性单核细胞增多症、麻疹及腺病毒等。此外，还有疟原虫感染后肾炎。

综上所述，急性肾炎的病因主要是链球菌感染，包括扁桃体炎及丹毒等，其次为葡萄球菌感染、肺炎双球菌感染和病毒感染。如果我们全面细致寻找病因，积极采取相应措施，就能对肾炎起到很好的预防作用。

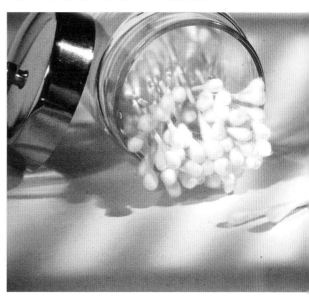

实际上，大部分急性肾炎与慢性肾炎之间无固定的因果关系，可能与其他细菌、寄生虫、病毒有关，如已证实慢性肾炎与乙型肝炎病毒有关。某些药物可致慢性肾炎，如对肾脏直接起作用的止痛剂，或药物成为抗原或半抗原使肾脏逐渐形成免疫反应而变成炎症状态。还有某些自身免疫性疾病，如红斑狼疮等，病变常波及肾脏而形成慢性肾炎。

此外，还有很多人认为慢性肾小球肾炎是由急性肾小球肾炎迁延不愈转化而来的，其实仅少数慢性肾炎由急性链球菌感染后肾炎直接迁延而来，或临床痊愈后若干年重新出现慢性肾炎的一系列表现。据统计，在慢性肾炎中，只有 10% ~ 30% 是由急性肾炎发展变化而来的。多数慢性肾炎患者并无急性肾炎的病史。多数慢性肾炎患者，在起病时即是慢性肾炎的病理变化，根据不同的病因，不同的病理改变而呈现不同的临床症状。该病起病常常缓慢，呈隐匿型，不被人们所注意到，表现为血压逐渐升高，水肿加重，血尿可轻可重。由此可见，对于急性和慢性肾炎的诊断，不是依据发病时间长短来确定的，而是根据发病的病因和病理改变的特点以及临床表现的特点来确定的。

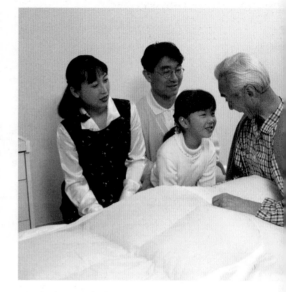

怎样预防急性肾炎

防患于未然，治标不如治本，急性肾炎的预防也是如此，主要是防治能引起肾炎的其他相关疾病，尤其是防治溶血性链球菌感染所引起的一些疾病，如上呼吸道感染、咽炎、猩红热、急性扁桃体炎、丹毒、脓疱等。

人体感染上述疾病要经过一段时间才能引起肾炎，这段时间叫潜伏期。如上呼吸道感染、急性扁桃体炎，其潜伏期 7 ~ 15 天；猩红热 15 ~ 20 天；脓疱病 15 ~ 30 天。潜伏期是机体发生反应的过程，在感染上述前驱病时，如能及时治疗则可阻止免疫反应的发生。

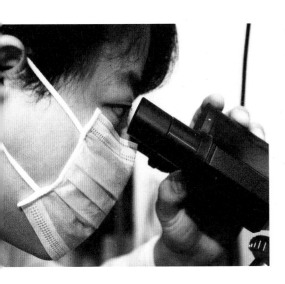

慢性肾盂肾炎有哪些主要临床表现

在漫长的慢性肾盂肾炎病程中，患者常无明显的临床症状，其主要表现是真性细菌尿，尿中仅有少量白细胞和蛋白。患者多有长期或反复发作的尿路感染病史，有时可出现急性尿路感染的现象，并可出现形体消瘦、神疲乏力、食欲不振等消化道症状，有些患者会出现高血压。

由于慢性肾盂肾炎病变主要发生在肾髓质和乳头部，故肾小管的功能常先受累，肾浓缩作用发生障碍，所以有些患者常出现多尿的症状。有的患者出现尿酸化功能失常，而致继发肾小管性酸中毒。也有的患者由于丢

钾过多或多尿性失钠，而演变为失钾性肾病或失钠性肾病。

有些慢性肾盂肾炎患者无明显临床症状，可以肾功能不全为其第一个临床表现。

如何护理急性肾炎患儿

急性肾小球肾炎就是人们常说的急性肾炎。这种病发生于感染性疾病后，如化脓性扁桃体炎、上呼吸道感染、猩红热、脓疮病或其他化脓性皮肤感染。是由免疫反应引起的弥漫性肾小球炎性病变。以3～8岁儿童较多见。

小儿得了急性肾炎症状轻重差别很大。病情轻的患儿自己没有什么感觉，可能在查尿时，偶然发现尿化验不正常。病情重的则出现水肿、血尿

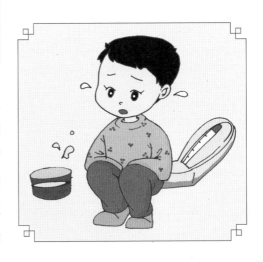

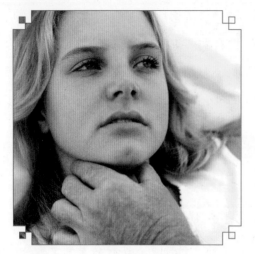

和高血压。水肿的同时，患儿每天尿的次数及每次尿量均减少。

家庭护理要点有如下几点：

（1）卧床休息。特别是患病的前2周，应注意休息，休息可以减轻心脏负担，同时也可以保护肾脏。2周后如尿量增多，血压正常，水肿消退，可在室内适当活动，至第2个月，如病情恢复顺利，尿化验正常，可以上学，但要注意避免剧烈运动。一般在病后半年，才可按正常儿童对待。

（2）饮食应根据病情加以调整。病初患儿有水肿、高血压，尿少时，应选择无盐饮食。为了调剂口味，可给些无盐酱油。水肿消退可改用低盐饮食。不要吃用碱做的馒头，其为有盐食品。有水肿、尿量少时要限制饮水量。急性期还要适当限制蛋白质及含钾食物，如橘子含钾量较高，不宜

吃。待血压正常，水肿消失后可恢复普通饮食。

（3）患儿居室内要保持空气新鲜，不要门窗紧闭。应尽量谢绝亲友探视，特别是谢绝感冒患者探视，以预防呼吸道感染，因患儿若发生呼吸道感染，会加重病情。

慢性肾炎有什么病程特点

慢性肾炎多数起病隐匿，少数系由急性肾炎发展而来，其病程和发病方式有如下特点：

（1）过去有急性肾炎综合征病史，经过一段时间的治疗和调养后，临床症状消失，尿检正常。经相当长

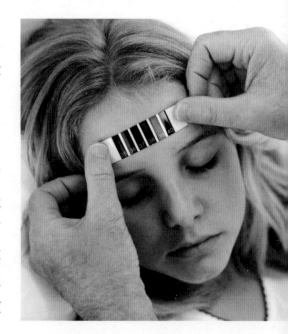

的时间间隔，长者可达 10 年甚至 20 年，因过度劳累或呼吸道感染以及其他感染，而出现蛋白尿、水肿和高血压等肾炎症状。

（2）急性肾炎起病，未能彻底治愈，临床症状及尿蛋白持续存在，迁延 1 年以上而演变为慢性肾炎。成人急性肾炎转为慢性肾炎的比例较大。

（3）过去无肾炎病史，发病时即出现肾功能不全，有时因贫血而来就治。这主要是患者无明显自觉症状，未引起足够注意，忽略了经常做尿检，而没能发现肾炎病史。

（4）过去无肾炎病史，短期内出现蛋白尿、水肿或伴有进行性高血压等。

（5）过去无肾炎病史，常因感染或劳累出现血尿或蛋白尿，经休息后能很快自行减轻或消失。以后因感染、劳累而反复发作。

慢性肾炎患者怎样告别失眠

慢性肾炎患者常由于疾病病程长，迁延难愈，精神心理压力大，故常易失眠或睡眠质量差、多梦、易醒等。那么，怎样调治失眠呢？

1 适当运动

一个人如果终日躺在病床上不活动，睡眠质量也一定不佳。慢性肾炎患者当症状消除、急性期缓解后，一定要从床边活动开始，慢慢增加活动量。

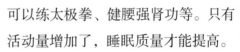

可以练气功，以练轻柔灵动的静气功为主，还可以练太极拳、健腰强肾功等。只有活动量增加了，睡眠质量才能提高。

2 常做按摩

（1）耳穴压豆 耳穴压豆操作既简单，患者又无明显痛苦，可用王不留行籽作豆，取耳部穴位心、神门、交感、内分泌、肾等，用酒精常规消毒后，再用胶布固定。患者每日按摩数次，对睡眠大有裨益。

（2）按摩头部穴位 按摩头部穴位百会、角孙、太阳等。

（3）热水烫洗脚部 将双足放入热水盆中反复浸泡，水凉后再加热水浸泡，浸泡约 30 分钟，以促进睡眠。

47

（4）梳理头发及颈部　用木质发梳轻柔反复梳理头部及颈部，达到按摩头部经穴及疏通血脉的功效，以促进入睡。

（5）按摩脚部穴位　按摩脚部的涌泉穴，反复揉搓，按压，可以借助于按摩仪器进行按摩，以促进睡眠。

3 豁达乐观

要让患者明白每一个人都会生病，或大或小，或迟或早，"生老病死"是每一个人不可逃脱、不可避免的事情，既然得了疾病，那就要有勇气面对疾病，要树立战胜疾病的信心，乐观豁达，只有具有这种心理状态才能消除烦躁抑郁的情绪，提高自己的生活质量，这是消除失眠

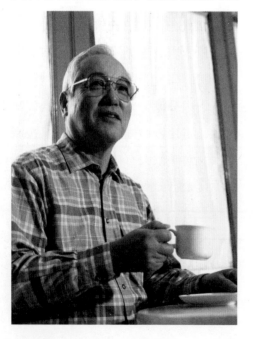

怎样护理慢性肾炎患者

在对慢性肾炎患者进行药物治疗的同时，给予全面的护理也十分必要。

1 做好思想工作

慢性肾炎病程较长，易反复发作。一般来说，首先应做好患者的思想工作，以亲切的语言、和蔼的态度与患者促膝谈心，消除患者不必要的思想顾虑，树立乐观的情绪及长期与疾病做斗争的信心。同时要合理安排工作和休息。患者一旦确诊为慢性肾炎，在开始阶段，不论症状轻重，都应以休息为主积极治疗，定期随访观察病情变化。如病情好转，水肿消退，血压恢复或接近正常，尿蛋白、红细胞及各种管型微量、肾功能稳定，则3个月后可开始轻微体力劳动，但仍须避免用力过度，以预防呼吸道及尿路感染的发生。活动量应缓慢地逐渐提高，以促进体力的恢复。凡存在血尿、大量蛋白尿、明显水肿或高血压者，或有进行性肾功能减退患者，均应积极治疗，充分休息。

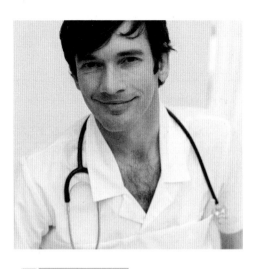

2 观察病情

（1）在护理慢性肾炎患者时，运用中医理论，观察患者体质和病性，辨别阴阳、虚实极为重要。一般而言，水肿明显者本虚标实。体质强盛者多实多热。体质虚弱者多虚多寒。因此除必须按时测体温、脉搏、血压、24小时出入水量外，还得观察有无出血倾向及呕吐、水肿等情况。如果出现少尿、神疲嗜睡、口有尿味，多为湿浊之邪盘踞体内，毒邪内溃，内陷心包，最为危险。应及时报告医生，以便尽早抢救。

（2）应做好皮肤护理，防止感染。肾炎患者多见头痛失眠，血压偏高，须观察有无呕吐及抽搐。头痛者可针刺太阳、百会、合谷等穴位；如果发现患者有呕吐、抽搐现象，则应及时报告医生。

（3）应细心观察病情，告诫患者慎起居，避风邪，注意不可劳累，保暖防寒。因为慢性肾炎往往因为感染而急性发作，加重原有病情。病房应阳光充足，室温得当，通风良好。

（4）指导患者按时服药。中药汤剂宜温服。恶心呕吐者，宜少量多次地进服。服药前滴少量生姜汁于舌上，可以防止呕吐。中药灌肠者须注意药液的温度适中，注入的速度要慢。肛管插入的深度要适当，一般以30厘米为宜。这样才能保证药液的充分吸收，提高疗效。

3 饮食护理

合理正确地摄入食物十分重要。一般来讲，有水肿及高血压者要忌盐或低盐饮食。肾功能衰退者，饮食不可高蛋白质，辛辣刺激也不相宜。由于本病有较长的病程，辅助食疗往往必不可少。临床上，药疗辅助食疗，

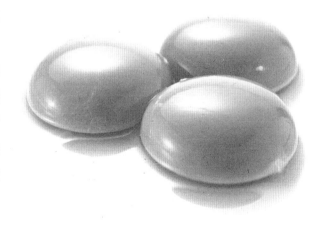

对患者康复大有裨益。慢性肾炎急性发作，水肿或高血压者应限制食盐摄入量，每日以 3 克左右为宜。高度水肿者每日应控制在 2 克以下，咸鱼、各种咸菜均应忌用，待水肿消退后再逐步增加钠盐量。除有显著水肿外饮水量不应受到限制。血浆蛋白低而无氮质血症者应进高蛋白饮食，每日蛋白质应在 60 ~ 80 克或更高。出现氮质血症时应限制蛋白质摄入总量，每日 40 克以下，供给富含必需氨基酸的优质蛋白，总热量应在每千克体重 0.145 千焦左右，饮食中注意补充营养及维生素，水果及蔬菜不限量。

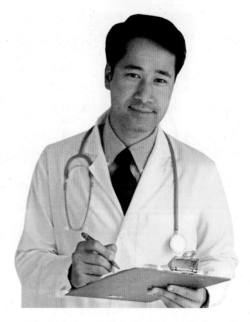

怎样正确看待肾性水肿

水肿其实就是指组织间隙有过多的液体积聚。当过多的液体在组织间隙呈弥散性分布时，表现为全身性水肿，这种水肿多发生于心脏病、肾脏病、肝脏病、营养不良、内分泌紊乱等疾病。呈局限性分布时，表现为局部水肿，这种水肿多发于局部血管或淋巴管阻塞，此外过敏亦可引起局部水肿。

肾性水肿的一般特征是从眼睑、颜面开始向全身蔓延，发展迅速，软而移动性大，严重者可导致胸水、腹水。伴有肾脏病的其他改变，如蛋白尿、血尿、管型尿、高血压等。肾炎的种类很多，每一类肾炎的发病机制和病理生理改变也并非一样。尽管水肿是肾炎的重要表现之一，但由于疾病种类不一，其水肿的表现也大异其趣。如急性肾小球肾炎，一般情况下可以表现为典型的肾性水肿特征；肾病综合征常有重度的水肿；隐匿性肾炎又常常没有水肿；许多慢性肾小球肾炎不出现水肿，或仅表现为双下肢踝部水肿。由此可见，水肿的产生因素是多种多样的，许多疾病都可以导致水肿，有水肿不一定就是肾炎，应当全盘考虑综合分析。反之，肾炎也不一定就是以水肿为其临床唯一表现。因此，在对待水肿时，不要凭一种症状，妄加诊断或忧心忡忡，而应综合临床其他表现、实验室检查结果，再来判断。

肾性水肿有什么样的发病机制

其发病机制有二：

1 肾小球滤过率过低

肾小球滤过率与肾小球毛细血管表面积的大小及其孔隙的功能状况呈正相关。急性炎症时，肾小球毛细血管腔狭窄或闭塞，以致有功能的肾小球数目减少，有效滤过面积显著减少，从而使肾小球滤过率大大降低，因此肾脏排出钠、水减少而发生水肿。

2 球管失衡

正常人球管平衡，从而维持机体内环境的稳定。急性炎症时虽有肾小球滤过率的急剧降低，但肾小管的重吸收功能则相对地保持良好。球管失衡即肾小球与肾小管的功能失去平衡，水、钠由于肾小管重吸收相对增多而致水肿。再者，肾小球毛细血管炎症或梗阻可引起小管周围流体静压低于小管静压，以致肾小管重吸收水、

钠增加。血容量增高及动、静脉毛细血管的压力增高，可引起毛细血管流体静压增高，从而使毛细血管内液移向组织的间隙增多而产生水肿。

怎样区别肾性水肿与其他水肿

肾性水肿、肝性水肿及心性水肿都属于全身性水肿，因为它们涉及的治疗原则、方法及预后均不相同，所以临床鉴别十分重要。

首先应鉴别水肿起始时分布部位的不同特点。肾性水肿起始时，由于无明显的体循环动力学的障碍，肺循环也没有明显的瘀血或肺水肿，患者一般能平卧，不受重力效应及体位的影响，故在大量体液潴留使细胞外

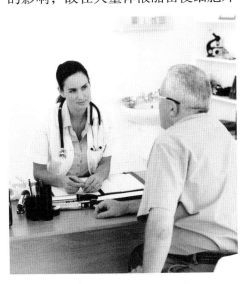

液增长之后，首先分布于组织间压较低，尤其皮下组织疏松和皮肤松软的部位。而眼睑是组织间压很低和皮肤伸展度很大的部位，所以肾性水肿患者常发现晨起时眼睑或面部水肿，后来才扩散到全身。

心性水肿时静脉血压和毛细血管流体静压起着决定作用。受重力效应的影响，在离心脏的垂直距离越远的部位，静脉压和毛细血管流体静压增高越明显，因而水肿首先出现于最低垂部，坐位或立位时，最早出现于足部特别是足踝部。卧床多日后，下肢水肿减退明显，背部皮下水肿开始明显。随着心力衰竭的加重，静脉压继续增高，其他部位的毛细血管流体静压亦增高，水肿部位随之扩大。

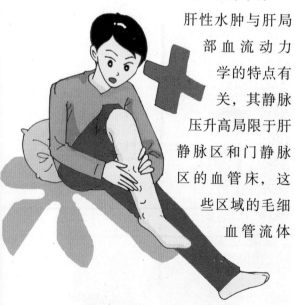

肝性水肿与肝局部血流动力学的特点有关，其静脉压升高局限于肝静脉区和门静脉区的血管床，这些区域的毛细血管流体

静压的显著增高，超过了体位和重力效应对低垂部位所能产生的影响，因此腹水形成的速度和程度远比其他部位明显。肝性水肿患者一般首先见腹水，而其他部位包括下肢的水肿并不明显。

鉴别各型水肿时，除了要注意水肿起始时分布的部位不同之外，还应结合各自疾病的临床特点，如肾性水肿时患者有蛋白尿、高血压、低蛋白血症等表现；心性水肿时有心率快、肝瘀血、颈静脉怒张等表现；肝性水肿时有肝硬化、腹壁静脉曲张、血管痣等表现。

夜尿增多与肾衰有什么关系

正常人夜间排尿2～3次，夜尿总量在300～800毫升，平均每晚500毫升，相当于白天尿量的1/3。若夜间排尿次数增加，而且尿量多于白天，称为夜尿增多。正常人可因多饮及精神紧张，偶有夜尿增多，但经常性的夜尿增多，则属病态无疑。

引起夜尿增多的原因较多，归纳起来有以下三种：

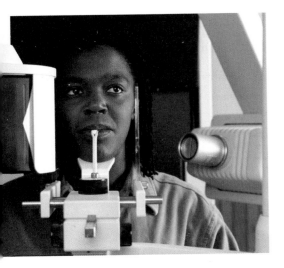

肾衰患者为什么口中有尿味

慢性肾衰患者常常感觉口腔里有一种怪味，有的说是"臭味""化肥味"，也有的说是"氨味""尿味"，这是怎么回事呢？

有经验的医生根据从患者口腔里散发出的这种气味的轻重，就可粗略地估计患者血尿素氮值高低及判断出患者病情处于稳定状态还是恶化状态。如人饮水，冷暖自知，患者本身也有这种体会，即病情好转时口中尿味小，病情加重时口中尿味大。这是由于患者肾功能衰竭，体内的毒素如尿素氮等不能正常排出，蓄积于体内；

（1）某些疾病的患者，如尿崩症患者、糖尿病患者等。

（2）肾功能不全时，潴留在体内的代谢产物于夜间排出，或是肾小管功能已受损害，浓缩功能下降，从而使夜尿量增加。

（3）体内有水分潴留，如心功能不全或其他原因所致的水肿、积液，夜间卧床后血液循环得到改善，使潴留的液体得以排出。

由此可见，夜尿增多可见于多种疾病，包括肾功能不全早期，所以原有肾脏疾病的患者如果出现夜尿增多，要警惕肾功能不全，应去医院检查肾功能情况。但是夜尿多要与多饮后尿量增多及精神紧张所致夜尿增多相区别，也要与应用利尿药后夜间尿量增多相区别，不要过度精神紧张，徒然增添自己的焦虑。

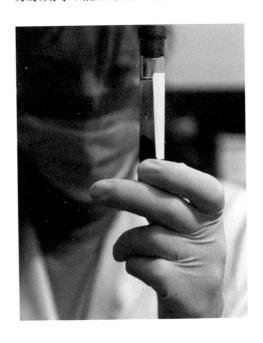

而肠道中细菌的尿素酶将尿素分解为氨，刺激胃肠道黏膜，因此会从慢性肾衰患者口腔中散发出一种异臭味，俗称"尿味"。

中医学认为，肾可以使"浊阴出下窍"，即人体的糟粕废物从大小便排出，维持正常的生理功能。倘若肾气虚惫，排泄受阻，浊阴就会反其道而上行，这样就出现口中尿味。

肾结石饮食调养须注意什么

肾结石的饮食调养要从以下几个方面入手：

1 多饮水

多饮水有利尿液的引流，防止结石形成以及减轻症状，每天除饮食中的水分外，宜饮 10 杯左右的白开水为好，除开水外，可包括果汁淡茶及其他饮料。

2 多样化

饮食应多样化，富含营养和维生素，忌辛辣及酸醋。属于尿酸盐结石的患者，饮食应清淡，低蛋白质，低脂肪；动物肝、脑、肾、蛤蜊蟹、海虾、花生、豆角、菠菜应少吃。属于酸盐结石的患者，应以低草酸、低钙饮食为主，多吃水果、蔬菜、鸡蛋、牛奶类食品，尽量少吃菠菜、雪里蕻、油菜、榨菜、香菇、海带、甜菜、核桃、巧克力、各种豆类、代乳粉、带鱼、芝麻酱、猪脑等，浓茶尽量少喝。这样有利于防止结石的形成与复发。

若能在日常饮食中予以适当的注意，减少促进结石形成的一些诱因和危险，便能防病于未然。对已形成的小结石，若能通过多喝水从而无痛苦顺利排出，当然是求之不得的好事；不过如果结石较大，直径有 1 厘米左右，或已存在各种并发症，还是及早就医，采用现代先进的方法治疗为好。目前超声波碎石是较为先进的尿石症治疗法。

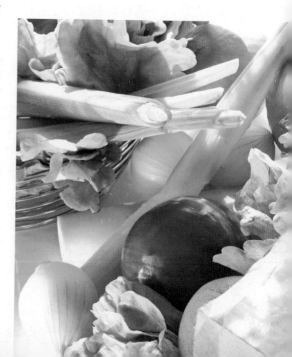

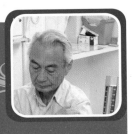

阴囊疾病

阴囊疾病多由尿路系统感染所致，本节将为您介绍这方面的知识。

什么是阴囊静脉曲张

精索静脉曲张是指精索静脉丛扩张、伸长而形成的阴囊血管性肿块，它95%发生于左侧，而发生在两侧较少。为青年人最常见的阴囊肿块之一，亦为男性不育症的重要原因，严重的可引起该侧睾丸萎缩。多数表现为局部酸胀和坠痛，疼痛可放射到下腹、腹股沟和腰部，行走或劳动后症状加重，休息、平卧后可减轻或缓解。无症状或症状较轻者，可穿弹力裤或用阴囊托带。症状较重和精索静脉曲张伴有精子异常的男性不育者，应行手术治疗。术式采用精索内静脉高位结扎术。

什么是阴囊积水

当体液聚集在睾丸周围的空间时，会造成无痛的阴囊肿胀。新生儿经常会发生鞘膜积液，然而这种

症状通常会在婴儿6个月前就自然痊愈。而年龄较大的孩子突然出现水囊肿，则可能是因为外伤造成的。

鞘膜积液可能与腹股沟疝气有关，而且可能需要进行手术。年龄较大的孩子突然出现鞘膜积液也应由该医生进行诊断。它可能是因为外伤所致，或许可以在不用治疗的情况下就自然好转。不过还是得接受包括超声波扫描在内的检查，以排除睾丸受伤

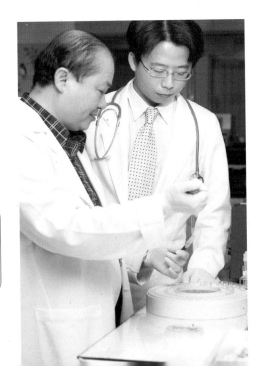

的可能性。

什么是阴囊皮炎

1 病因

在阴部不卫生，裤子太脏或布料太厚、穿得太紧、不透气或艰苦环境下又湿、又热，不能及时洗澡及劳动强度大的情况下会发生阴囊皮炎。临床症状：本病多见于青壮年男性，阴囊皮肤有境界不清的潮红，表面有些浸润、浸渍，摩擦后为极浅糜烂，伴少许渗出、鳞屑。阴囊皮肤稍红，自觉瘙痒或不适。但患者不伴有口角炎、舌炎、唇炎或毛囊炎等改变，查真菌也为阴性。

2 防治

患者应注意对外生殖器部位的清洁卫生与保护。所穿内裤应注意清洁、卫生。所穿内、外裤不能太紧贴身，例如不要穿紧身牛仔裤。注意改善卫生条件。外用弱效激素霜剂很快恢复正常。

急性阴囊湿疹的症状

主要的自觉症状是瘙痒，患者常因阴囊的瘙痒而发现本病。随着病情的发展，瘙痒逐渐加重，搔抓不能缓解瘙痒，严重者影响睡眠和工作。皮疹症状包括如下几点：

1 小丘疹、疱疹和小水疱

阴囊部可发现密集分布的小米大小的丘疱疹或小水疱，基底潮红。

2 渗液和糜烂面

由于瘙痒引起搔抓，将丘疹、丘疱疹、水疱等皮损抓破，不断有浆液渗出，常浸湿内裤，形成糜烂面。

另外，局部用肥皂水烫洗及搔抓都能使皮损加重，饮酒、失眠、紧张也可使皮损加重。

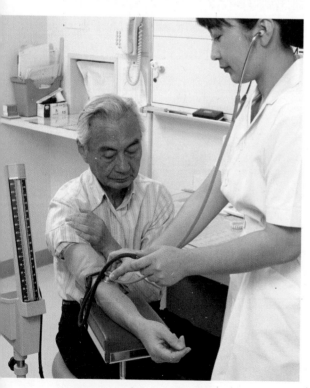

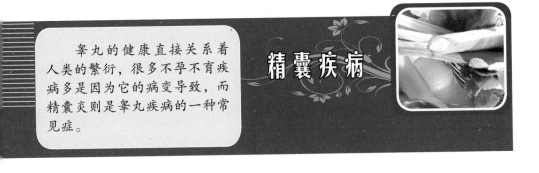

睾丸的健康直接关系着人类的繁衍，很多不孕不育疾病多是因为它的病变导致，而精囊炎则是睾丸疾病的一种常见症。

精囊疾病

精囊炎的定义及其治疗方法

精囊腺是位于前列腺上方的一对小腺体，左右各一，虽然只有花生大小，但却很能干，它分泌的精囊液占精液的 65%。精囊液可使精液液化，同时精囊液中还含有丰富的果酸，是精子运动所需要的极佳营养物质，可见其工作量很大，工作也很重要。

当精囊出现问题时，男士无疑会大吃苦头，例如精囊炎。精囊炎是男性常见的感染性疾病之一，发病者多为 20 ~ 40 岁的壮年男性，以血精为主要临床表现，但有急性和慢性之分。不同的患者表现也各不相同。

1 血 精

射精时排出血精，在急性精囊炎时更为明显。血精可表现为精液呈粉红色或鲜红色，也可能是精液中带有血丝或血块。这一症状大多是性生活中才被配偶发现，射精时疼痛。

2 尿频、尿急、尿痛

精囊炎常会并发前列腺炎、尿道炎，急性炎症患者可出现明显的尿频、尿急、尿痛，有时可见排尿困难。慢性者以尿频、尿急为主，同时有排尿不适，如灼热感。

3 疼 痛

急性者可见下腹疼痛，并牵涉到会阴和两侧腹股沟。慢性者则可出现耻骨上区隐痛，并伴会阴部不适。疼痛在射精时有明显加剧。

4 其他症状

可有发热、怕冷、寒战，这是急性精囊炎所见的全身症状。血尿，也是急性精囊炎的表现之一。而射精疼痛，性欲低下、遗精、精量减少、早泄为慢性者所见。

 5 检 查

精液常规检查可发现精液中有大量红细胞、白细胞，死精增多，精子的活动力差，精液细菌培养为阳性。血常规检查，急性者可见血中白细胞明显增加。医生将手指插入肛门时可以摸到肿大的精囊，触摸时患者感觉疼痛，下腹部、会阴部及耻骨上的地方有轻度压痛。

细菌引起的精囊炎可用抗生素治疗，把引起精囊炎的细菌彻底地从你身体中清除干净，只有经过化验发现细菌确实全部消失，才可以停药。如果病情比较严重，如出现尿道堵塞时，需住院治疗。

精囊炎对生育的影响

精囊炎与前列腺炎都会给人体带来许多不适症状，而且，它们与生育障碍亦有关。众所周知，精液是男性的生育物质，里边的精子是生育的使者，除精子以外的精浆成分，对生育也都有举足轻重的影响。精浆成分恰恰主要由精囊与前列腺所分泌。

若前列腺、精囊腺有病变的话，无疑与生育力的好坏休戚相关。精囊炎与前列腺炎会从下列几个方面影响精浆成分的质量：

（1）成分改变　精浆中应含有一定量的营养成分，以供养精子与帮助精子活动，也含有微量的乳酸等酸性物质。一旦精囊与前列腺发炎，精浆中便会夹杂着细菌，乳酸物质也会增加细菌的毒素，代谢产物也排泄在精浆中，细菌又会吞吃掉精浆中营养成分以及抢夺氧气，则会使生育力下降。

（2）酸碱度降低　正常精浆酸碱度为7.2～8.9，精子在这种环境下活动自如。在前列腺精囊腺发炎时，酸性物质会增加而引起精子夭折。

（3）黏稠度增加　在患有前列腺精囊腺炎时精浆中既有细菌，又有大量白细胞，甚至夹杂着脓液。黏稠度会骤然增加，到时不易液化，精子活力活率下降，这与液化酶降低有关。

（4）数量异常　在患精囊前列腺炎时，精浆的分泌量大都有减少，这就不利于精子的生存；患无菌性前列腺炎时，精浆量有时会增加，这样使单位容积内精子数减少，使精子稀释也会影响生育。

Part 2 中篇 泌尿系统疾病与饮食调养

本篇介绍了多种常见泌尿系统疾病的特效疗法，希望能为解除广大患者的病痛助以一臂之力。

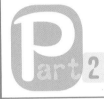

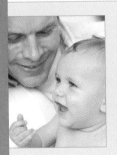
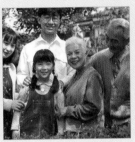
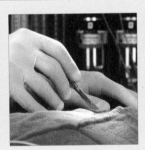
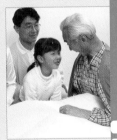

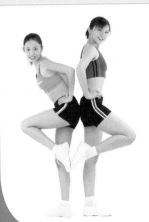
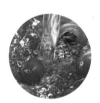
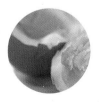
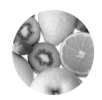

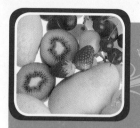

饮食疗法

合理饮食对于治疗泌尿系统疾病有着重要的作用，对此切不可等闲视之，务必引起高度注意。

泌尿系统是人体完成排泄的重要系统，机体过剩或不需要的物质以及新陈代谢过程中所产生的代谢最终产物，经血液循环，由泌尿系统排出体外。由此可见泌尿系统对人体健康及维持机体内环境的相对稳定有十分重要的作用。

常见的泌尿系统疾病有肾功能衰竭、肾炎、尿道感染、尿结石、膀胱炎等。泌尿系统疾病不仅反映本系统器官的变化，还反映了机体其他系统的疾病和变化。对于泌尿系统的疾病，除对症治疗外，饮食调理也十分重要。

饮食的合理调配是养生防病的重要环节。一般而言，饮食要有节制，且宜清淡，切忌饮食偏嗜，更不可贪食辛辣肥甘厚味等物。下文将具体介绍多款有益于泌尿系统疾病患者的菜谱，希望能对您有所助益，但涉及中西药部分请咨询专业医生。

荔枝怎么治老年性尿失禁

荔枝肉 30 克，糯米 30 克，猪脬（猪膀胱）1 只。先将猪脬清洗干净，入沸水锅中余透，捞出洗净尿臊味，切成丝。将荔枝肉择洗干净，与淘洗干净的糯米同放入沙锅，加水适量，大火煮沸，加猪脬丝及料酒，改用小火煨炖至猪脬熟烂、糯米酥烂、汤汁黏稠，即成。每晚温热服食之。本食疗方对肺脾气虚型老年性尿失禁及夜间多尿尤为适宜。

黄芪怎么治老年性尿失禁

黄芪 30 克，桑螵蛸 15 克，糯米

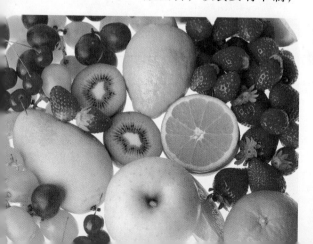

100 克。先将黄芪、桑螵蛸分别择洗干净，黄芪切成片，桑螵蛸切碎，同放入纱布袋中，扎口，与淘洗干净的糯米同放入沙锅，加水适量，大火煮沸，改用小火煨煮 30 分钟，取出药袋，继续用小火煨煮至糯米酥烂，即成。早晚 2 次分服。本食疗方对肺脾气虚型老年性尿失禁尤为适宜。

覆盆子怎么治老年性尿失禁

羊腰(羊肾)10 只，覆盆子 100 克，面粉 250 克，红糖 50 克。在夏初果实由绿变黄绿时采收覆盆子，去除梗叶及杂质，将采收的覆盆子放入沸水中略烫片刻，取出晒干或烘干，研成极细末。将羊腰洗净，去臊腺，切碎，微火焙干，研成细末，与覆盆子细末、面粉和匀，一起炒热，瓶装备用。每日 2 次，每次 30 克，加红糖适量，温开水调服。本食疗方对肾气不固型老年性尿失禁尤为适宜。

白果怎么治老年性尿失禁

白果肉 120 克，核桃仁 120 克，蜂蜜 250 克。将白果肉、核桃仁分别拣杂后，用温开水洗净，共捣烂成泥糊状，加入蜂蜜，制成蜜糕。每日 2 次，每次 15 克，当茶点食用。本食疗方对肾气不固型老年性尿失禁尤为适宜，对小儿遗尿亦有较好辅助治疗效果。

核桃怎么治老年性尿失禁

羊腰（羊肾）2 只，核桃仁 30 克，粳米 100 克。先将羊腰洗净、剖开后，去臊腺，切成薄片或切成小方丁，与择洗干净的核桃仁、粳米同入沙锅，加水适量，大火煮沸后，改用小火煨煮成稠粥，即成。早餐 1 次顿服，或早晚 2 次分服。本食疗方对肾气不固型老年性尿失禁尤为适宜。

鱼鳔怎么治老年性尿失禁

莲须 3 克，鱼鳔 15 克。先将鱼鳔用粗沙爆炒，或用豆油煎炸，再用清水浸发，装入碗中。莲须用纱布袋

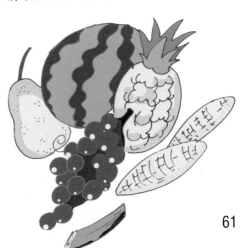

包裹，放入盛鱼鳔的碗内，加鸡汤或开水适量，隔水炖至鱼鳔烂熟，即成。当日吃完。本食疗方对老年性尿失禁有独特疗效。

猪肾怎么治老年性尿失禁

益智仁 20 克，猪腰（猪肾）1 只。先将猪腰子剖开，去除 臊腺，洗净，切片，与择洗干净的益智仁同入沙锅，加水适量，大火煮沸，烹入料酒，加葱花、姜末，改用小火煨炖至猪腰片烂熟，加精盐、味精各少许，再炖片刻，即成。吃猪腰片，饮汤，1 次服完。本食疗方对肾阳虚弱型老年性尿失禁尤为适宜。

狗肉怎么治老年性尿失禁

经疫检狗肉 250 克，黑大豆 50 克。

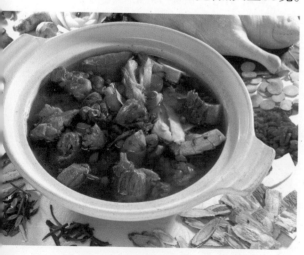

先将狗肉放入清水中浸泡 2 小时，洗净后切成肉块，与洗净的黑大豆同入沙锅，加水适量，大火煮沸，撇去浮沫，烹入料酒，加葱花、姜末、八角、五香粉等佐料，改用小火煨炖至狗肉酥烂，加精盐、酱油、红糖、味精，拌匀，稍煨片刻，即成。佐餐当菜，随意服食，当天吃完。本食疗方对肾阳虚弱型老年性尿失禁尤为适宜。

羊肉怎么治老年性尿失禁

白参 10 克，山药 30 克，羊肉 200 克。先将白参、山药分别洗净后晒干或烘干，切成饮片（亦可研成细末），备用。将羊肉洗净，用快刀切成薄片，放入沙锅，加水适量，大火煮沸，撇去浮沫，加葱花、姜末，烹入料酒，并加白参、山药片，改用小火煨炖至羊肉熟烂，加少许精盐、味精、五香粉，拌匀，淋入麻油，即成。佐餐当菜，随餐服食。本食疗方对肺脾气虚型老年性尿失禁及夜间多尿尤为适宜。

鸡肠怎么治老年性尿失禁

鸡肠 1 副，面粉 250 克。先将鸡肠剪开，把肠内壁翻出，用精盐或醋反复搓擦，清洗干净，切成寸段，放锅中或烘箱中烘干，粉碎（或研磨）成细粉，与面粉混合拌匀，加入适量清水及精盐、味精、葱花、姜末、五香粉、植物油等佐料，揉成面团，压成薄饼，放在加适量植物油的平锅中，小火烙熟，即成。早晚随餐食用，或当点心随意服食。本食疗方对肾气不固型老年性尿失禁尤为适宜。

荠菜怎么治急性前列腺炎

荠菜 500 克。将新鲜荠菜洗净，放入温开水中浸泡 30 分钟，取出后连根切碎，放入榨汁机中，榨成荠菜汁，绞后的荠菜渣，可再加适量温开水浸泡 10 分钟，再重复绞汁，合并 2 次汁液，用洁净纱布滤过。将滤后的荠菜汁，置锅中煮沸，即可饮用。早晚 2 次分服。本食疗方适用于各型急性前列腺炎。

马齿苋怎么治急性前列腺炎

新鲜马齿苋 500 克。将新鲜马齿苋洗净，放入温开水中浸泡 30 分钟，取出后连根切碎，放入榨汁机中，制成鲜马齿苋汁。将鲜马齿苋汁放入沙锅中，用小火煮沸即可饮用。早晚 2 次分服。本食疗方适用于各型急性前列腺炎。

凤尾草怎么治急性前列腺炎

凤尾草 30 克，西瓜皮 500 克，蜂蜜 30 克。先将西瓜皮洗净，切成细条状，与洗净的凤尾草同入沙锅，加水适量，先用大火煮沸，改用小火煎煮 30 分钟，用洁净纱布过滤，趁滤汁温热时，加入蜂蜜，搅拌均匀即成。早晚 2 次分服。本食疗方适用于各型急性前列腺炎。

绿豆芽怎么治急性前列腺炎

新鲜绿豆芽 500 克。将绿豆芽洗净，切碎，放入榨汁机中，榨取鲜绿豆芽汁。早晚 2 次分服，或可调入白糖适量，频频代茶饮服。本食疗方适用于各型急性前列腺炎。

赤小豆怎么治急性前列腺炎

赤小豆 60 克，薏苡仁 30 克，蜂

蜜 20 克。先将薏苡仁洗后晒干，研成细粉，备用。将赤小豆拣去杂质，洗净，用温开水浸泡 1 小时，取出后入锅，加水适量，先用大火煮沸，再改以小火煨炖 1 小时，待赤小豆酥烂时，调入薏苡仁粉，拌和均匀，继续煮至成羹时加入蜂蜜，搅匀即成。当点心，随意服食，或早晚 2 次分食。本食疗方适用于各型急性前列腺炎。

甘蔗怎么治急性前列腺炎

生梨 250 克，甘蔗 500 克，鲜藕 250 克。先将生梨洗净，连皮切成小块（去内核及心），捣碎。甘蔗洗净后，除弃外皮及节头，切成小段（段长 1 厘米左右）并捣碎。鲜藕洗净，切片，捣碎。将生梨、甘蔗、鲜藕分别放入榨汁机中，榨成浆汁，用洁净纱布过滤，收集滤汁即成。早晚 2 次分服，滤汁浓稠时，可以温开水冲调饮服之。本食疗方适用于各型急性前列腺炎。

山药怎么治慢性前列腺炎

山药 30 克，茯苓 30 克，粳米 100 克。先将山药、茯苓洗净，晒干或烘干，共研为细末，备用。粳米淘净后，放入沙锅，加水适量，先用大火煮沸，缓缓调入山药、茯苓粉，改用小火煨煮至黏稠。早晚 2 次分食。本食疗方对脾肾气虚型慢性前列腺炎尤为适宜。

藕粉怎么治慢性前列腺炎

山药 200 克，薏苡仁 50 克，藕粉 30 克。先将山药洗净，刨去外皮，剖条后切成小丁状，与淘净的薏苡仁同入沙锅，加水适量，先用大火煮沸，再改以小火煨煮 30 分钟，待山药、薏苡仁煮至黏稠时，调入湿藕粉，充分拌和均匀，煮熟即成。当点心，随意服食，或早晚 2 次分服。本食疗方对脾肾气虚型慢性前列腺炎尤为适宜。

淡菜怎么治慢性前列腺炎

淡菜 20 克，海米 15 克。将淡菜、海米洗净，放入温开水中浸泡 30 分钟，连同浸泡液一起放入沙锅，加水适量，用大火煮沸，烹入料酒，加葱花、姜末，改以小火煨煮 1 小时，待淡菜、海米熟烂，加精盐、味精、麻油，充分拌匀即成。佐餐当汤，随意服食，当日吃完。本食疗方对肝肾阴虚型慢性前列腺炎尤为适宜。

Part 3 下篇　泌尿系统疾病的物理疗法

　　虽然泌尿系统一旦发生病变最佳的治疗方法是用药，但一些病症仅靠服药还不行，而且大量服用药物对身体也有不良反应，而一些物理方法就起到了意想不到的作用。

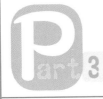
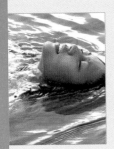
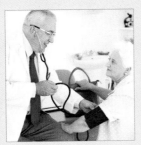
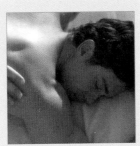
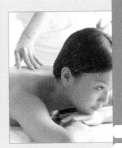

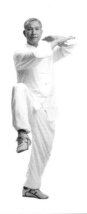
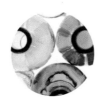
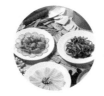

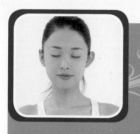

运动疗法

泌尿系统疾病患者可以通过适合自身的体育锻炼明显地改善体质，提高免疫力，从而促进疾病的早日康复。

泌尿系统疾病对人类的健康有着严重的危害，而国内外多方面的治疗经验都已肯定，运动疗法是泌尿系统疾病卓有成效的辅助疗法。

泌尿系统疾病患者进行适当的体育锻炼可有效地改善内脏的血液循环，促使体内损伤部位的修复及代谢废物的排出，从而提高自身抗病能力，减少感染概率。

运动疗法种类繁多，如骑车、散步、游泳、慢跑、体操、太极拳、武术等。患者要根据自己的体质选择合适的运动项目，注意要在医生的指导下进行锻炼，尤其要注意调节好运动与休息的关系，以免运动过度而加重病情。泌尿系统疾病的运动疗法在临床实践及日常生活中主要以传统体育保健方法为主，传统体育保健方法的主要特色是动静结合，内外兼修，意气相依，身心并重。动则疏经通络，行气活血，强筋壮骨，滑利关节，以壮形体、调脏腑。静则收心纳意，全神贯注，轻松自然，有利于培育正气。

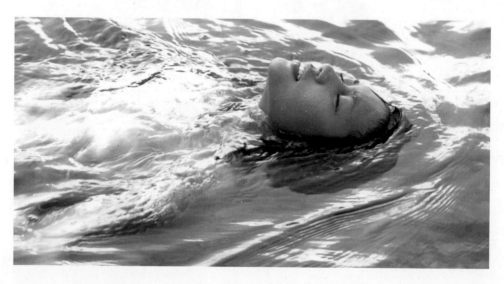

即在精神舒畅和情绪安宁的状态下进行锻炼。动以养形，静以养神。动中有静，静中有动。动中有静，即在运动时要保持安宁清静的状态，做到全神贯注。静中有动，就是要保持呼吸的自然和谐。只有动静结合，意、气、体三者紧密配合，才能内养脏腑气血，外壮筋骨皮肉，起到防病养生的功效。

泌尿系统疾病患者进行体育锻炼时，要坚持量力而行、循序渐进、持之以恒的原则。各种传统体育运动各有千秋，患者可以根据自身情况（如年龄、体质、职业、兴趣爱好等）、病情需要而选择合适的方法，还可以根据不同的时间、地点、场合而选择合适的运动项目。在运动量适当的情况下，所选运动项目不一定局限于某一种，可交替穿插进行或综合运用。在运动量和技术难度方面应逐渐加大，并要注意适可而止，切不可勉强自己或操之过急。注意锻炼应在医生或教练的指导下进行，除做呼吸、脉搏、血压的监测外，也可参照"麻停、酸加、痛减"的运动原则。如运动后仅仅觉得肌肉酸楚，抬举活动时稍有胀重感，可继续维持原运动量或适当加大一些。如局部稍有疼痛，应更换运动项目或减少运动量。如出现麻木感，应停止运动，待查清原因再作进

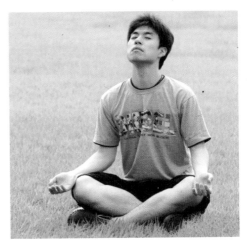

一步处理。另外要知道增强体质、治疗疾病，往往非一朝一夕之功，要想见效，必须要有一个过程，所以要持之以恒。尤其是取得初步成效时，更加有必要继续坚持下去，这样才能使运动效果得以巩固和进一步提高。

需要注意的是，剧烈运动也可能加重患者的不适症状。因此，运动量的大小和运动强度都要适度，最好每天坚持运动30分钟左右。运动强度则要靠自己的习惯和年龄来进行适当的调节，不要做太剧烈的运动，不宜做竞技类体育运动，如快跑等。

运动的项目除了根据自己的兴趣和爱好选择外，也要考虑到是否会加重病情。尽量选择温和的运动，像慢跑、散步、做体操等，通过运动腹部、会阴和臀部肌肉，可以促进前列腺局部的血液和淋巴循环，有利于局部炎症的消退。而长时间的骑跨运动，如

骑马、骑自行车、骑摩托车、赛车等，会直接压迫到会阴、尿道和前列腺，可能造成病情加重。泌尿系统疾病患者除了参加适当的体育运动外，还要积极配合医生的治疗。

下面介绍几种常见的泌尿系统疾病的运动疗法以供参考。

慢性尿路感染的运动疗法

慢性尿路感染常反复发作、迁延难愈，是经常令患者头疼不已的问题。中医学认为，这主要是患者体内正气与邪气之间斗争产生的结果。对这部分患者除进行常规治疗外，还应加强患者的自身保健，从而改善体质，助长正气抗御病邪，达到治愈疾病的目的。例如太极拳、气功等，就是我国传统的心身调节保健方法。目前流行的功法较多，患者可根据自身情况选择一种适合自己的进行锻炼。传统的八段锦就是一种简单而有益的功法，适合慢性尿路感染患者采用。下面介绍八段锦的运功方法：

1 闭目静坐

患者宜静静地闭目盘坐、平坐，注意头要正直不要偏倾，放松腰脊，含胸垂肩，轻握两手，放在小腹前的大腿根部。口要轻轻地闭合，舌抵上腭，用鼻进行呼吸，将呼吸调整均匀，排除一切杂念，意守脐部，静静地呼吸 3 分钟。

2 叩齿运动

叩动牙齿时要发出声音，共叩动 36 次，叩齿时口中的唾液增多，然后分 3 次将唾液咽下。

3 手抱昆仑

反叉两手在头的后颈处，两手紧贴在枕骨外粗隆的上缘及两侧凹陷处，双手用力前推，头颈向后用劲，手抱头紧时吸气，同时提缩肛门；手抱头松时要呼气，放松肛门。吸气时收缩小腹，呼气时放松小腹，使气沉丹田，如此 9 次。呼吸的声音以自己听不到为宜。

4 左右鸣天鼓

松开交叉在颈后的两手，用双掌

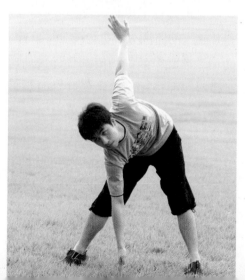

掩住双耳，掌心紧贴耳孔。两手的中指相对贴在枕骨外粗隆两侧凹陷处，然后将示指搭于中指背上，示指下滑慢慢地叩击凹陷处，这时耳部就像听到鼓声咚咚地响。注意左右两手要同时叩击，共叩 24 下。

5 ▶ 摇撼天柱

将两手松开后，缓缓地从两侧放下，两手交叉放在小腹前，然后使头向左右频频转动，注意要先左后右。转头的时候，无论向左或向右都要看肩膀。稍停，再继续转。共做 12 ~ 24 次。

6 ▶ 搅齿吞津

做完上式后，仍恢复到第 1 式。然后转动后头，并顺上下齿列各搅动 12 次，搅动时口中的唾液逐渐充盈口腔后，再分 3 次咽下，然后以意念引送至中丹田处（脐部亦可），每吞咽一次，以意念送津至脐部并且随之吸气，同时提肛。吸气完毕接着开始呼气，同时放松肛门。

7 ▶ 按摩腰部

当口中的唾液吞咽完毕，即吸一口气，并以意念引送至中丹田处，在闭气时，尽快地将手搓热，至闭气到

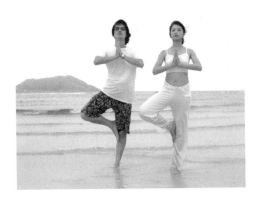

不能忍受时，再缓缓呼气完毕，同时双手按摩腰部。

8 ▶ 专心冥想

当用双手摩擦腰部发热时，身上会出现一种热感。这种热感犹如一股热气流，它可上冲头顶，顺背后正中督脉直上，下至尾闾、会阴处，使患者感到非常温暖舒服。趁着腰部有这种热感，用力呼出一口气，并想象自己的脐中也像腰部发热那样有强烈的火热感，当又要吸气时，又引脐中这个热感气团，以意念引它自会阴过尾闾从背中线而达头顶，吸气完毕，再接着呼气，使热气团在脐中停住。

9 ▶ 来回划圈

两腿伸直，两脚并拢，膝直不要弯曲，两手自腰部顺势移向两胁弯，两手握拳。一手如握固，一手则自后

向前，由下向上，来回划动圈子，就像转动辘轳一样，向前转动 18 次，又再回转 18 次，称为单转辘轳。如双手同时动作，则称为双转辘轳。

10 手按头顶

回复前势坐定，两手向前相叉，向上托空 9 次，注意掌心在托空时要朝上。接着翻转手掌，使掌心向下，按压头顶 9 次。

11 勾攀脚尖

延续上式，松开两手，然后双手握拳仍放在两胁侧。两脚并拢，两腿伸直，膝盖不能弯曲，然后身体向前倾，用双手向前勾攀脚尖。

12 还原动作

当勾攀脚尖动作完毕即恢复原来姿势，静坐一会儿，等候口中出现津液。当口中出现了津液，可以分 3 次咽下，如果口中没有津液分泌，可以再次用舌头搅动上下齿列，这样自然就会涌出津液。待津液增多，即用津液漱口，漱完之后再分 3 次咽下，共分 12 次吞下。吞咽时要汨汨有声，使全身各条脉道气血鼓荡。

吞咽完毕，摆动肩膀 24 次，双手来回划圈 24 次。转完后，自鼻中

吸一口气，从中丹田的脐中热气，自下而顺督脉上行头顶。呼气时由头顶向下至丹田，如此重复 3 次后，长吸一口气，闭住不呼，此时全身热感更加明显，甚至还会出汗，做完之后会一身轻快。

做本动功时，要在夜晚 12 点之后，与中午之前进行，这样是根据人体正气的一日变化与太阳的一日变化来进行的。另外，练功期间，患者要注意调节心理状态解除焦虑情绪，缓解精神紧张，只要每天坚持锻炼，就可使病情减轻或减少复发，甚至痊愈。

阳痿的运动疗法

1 疗法一

站立，先调匀呼吸，清空杂念，入静之后即做顺式腹式呼吸。从头至脚，胸、腰、腹、背、臀、膝、足依次放松。吸气时意守放松部位，舌抵上腭；呼气时放松上述部位，如觉骨

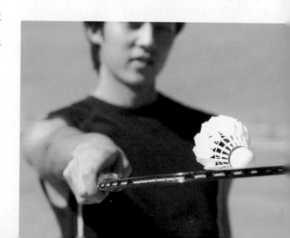

肉分离，则微微张口，反复3次。全身放松后，缓缓吸气入鼻，经膻中下纳丹田；同时收提肛门、睾丸，意守丹田片刻，再将气由丹田经膻中从鼻孔呼出，同时慢慢放松肛门、睾丸。每日早晚各做1次，每次半小时左右。

练功中有两点必须注意，切不可等闲视之。一是呼吸一定要匀细、深长、自然。二是必须彻底入静。此外，练功时舌抵上腭所产生的津液，宜缓缓咽下。

2 疗法二

（1）运气点穴　患者取仰卧位，医者立于一侧，运气以掌按点患者的小腹部，由脐中向下按点至曲骨穴，手法先轻后稍重，各按点6～12遍，有强肾之功。

（2）运气拍打　患者先取仰卧后取俯卧位，医者立于一侧，运气后以掌拍打患者的下腹部及腰骶部(八髎穴)6～12遍，以出现热感为宜。

（3）自我练功　患者可结合练习蹲起功，或者取仰卧位，自己拍打下腹部。练功吸气时应意守后丹田(命门)，以强肾固脾。

3 疗法三

（1）调整呼吸　双脚并步站立，脚掌用力抓地，两腿用力靠拢。吸气时，用力提肛缩睾，双手握拳。吸足气后，舌抵上腭，静止不动，闭住气，达极限时再呼气。同时舌放下，全身放松，此为1次，调匀呼吸反复练习。每次练习5分钟左右，每日练习3次。每次练完功后，身上都会有明显的热感。

（2）揉搓肾俞　两脚开立与肩同宽，两手四指上下内外地揉搓肾俞穴，此功随时可练，一般不受时间限制。

（3）转动腰部　取内养功坐式，转动腰部，向左和向右转动的次数要相等。此功随时可练，一般不受时间限制。

（4）兜睾丸功　两掌相对搓热后，交替兜双侧睾丸，早晚各1次，每次练功一般不超过10分钟。

注意调整呼吸的时候，用力不宜过猛。此外，练功期间应避免房事。条件许可的话，患者可加服中药治疗。

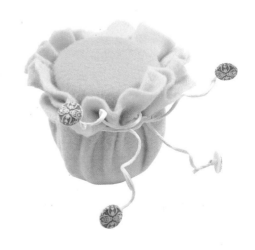

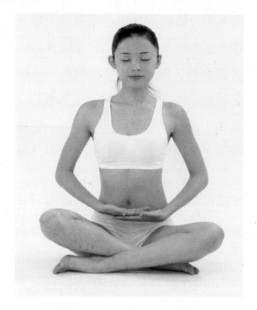

4 疗法四

（1）患者取仰卧位，宜衣宽、带松、枕平、肢展、身适，注意要保持心情平静，待入静后将精神集中于下丹田。要求内听内视来帮助放松入静。

（2）呼吸宜保持自然，待肢体放松后逐渐加深，使呼吸变慢变细，并要均匀，达到小腹温热得气为度。

（3）一旦得气，意念加强，调动全身的气机来增强下丹田气感。每次半小时左右，每天早晚各练习1次。

练功后自我按摩小腹，顺逆时针各按摩36周，继而双手合掌托握睾丸、阴囊、阳器，搓揉15分钟，频率每分钟100次，以阴部诸器发热为度。

在以上练功的基础上，医者还可以配合点穴治疗。

（1）患者取仰卧位，嘱其依法入静。医者立于患者身侧，运气后以右手劳宫穴对准患者百会穴发气，术者发功时如感到有信息反馈（如丝线牵拉反应），即缓慢地顺着督脉经向下导移到命门穴。依法往来7次。

（2）双手重叠按摩患者腰骶部。手法应轻重适宜，深透里层，带动皮下筋脉，以患者腰骶部神经组织受到刺激，感到酸胀为度。

（3）患者取仰卧位，医者以指叩点，震颤腹股沟（冲门穴），拨三阴交、委中、昆仑等穴，使其产生胀麻感传射到下肢末端。双侧交替，每穴每次叩点2分钟左右。

（4）患者取俯卧位，医者以双手大指螺纹面沿背部膀胱经从上至下按揉，往返7次，再合掌拍打命门穴49下结束治疗。

以上方法每天操作1次。7天为1疗程。一般3周后即能见效。

气功、按摩两者结合治疗阳痿能起到双管齐下的作用，通过锻炼可使患者元气充盈、阳壮精固，佐以发功点穴术，既能起到行气活血、开通闭塞的作用，又能收到强壮筋骨、调和阴阳的效果。

前列腺疾病的运动疗法

目前，虽然有多种治疗慢性前列腺炎的方法，但对有些患者而言疗效不佳，甚至根本无效。慢性前列腺炎是一种容易复发的顽固性疾病。有的患者初用某药有效，但长期使用的话便产生耐药性，最后导致药物失效。另外，心理因素也可影响该病的治疗。当患者出现情绪压抑、心理压力过大时，不仅会影响治疗效果，而且也容易导致病症加重或复发。因此，平时要注意心理调节。

前列腺炎患者应坚持经常运动，因为确有不少患者通过不懈的运动锻炼使病情得到有效缓解，甚至恢复健康。运动方式可多种多样，但选择登山、慢跑、跳绳、爬楼梯等运动较好。可以每天任选一种做，也可经常变换做，运动时间和运动强度则可根据自身情况灵活掌握。慢性前列腺炎患者多运动的好处是：首先，运动中，盆底肌肉会反复收缩，能起到按摩前列腺的作用，从而改善前列腺腺管排泄不畅的状态；其次，运动能促使盆底血液流动明显加快，有助前列腺局部的微循环；再次，运动可以有效地锻炼患者的意志，同时还是调节情绪的好方法。实践证明，运动能使患者更易获得愉悦感，有助消除长期困扰患者的忧郁、悲观等情绪，这一点在前列腺炎的治疗中也起着非常重要的作用。

经常参加体育锻炼，可增强体质，促进会阴部的血液循环。患者应首先做收腹提肛操。方法是随着自己的自主呼吸，吸气时收小腹缩肛门，呼气时放松，连续做100次，每天上、下午各做一遍，姿势不限，坐、站和卧位均可。其次是增加会阴部的运动量，例如常年练太极拳、气功等，可改善会阴部的血液循环，防治前列腺增生。另外前列腺增生患者应注意自我保健，不宜过度劳累和剧烈运动。

尿失禁的运动疗法

在女性尿失禁的所有治疗中应该最先选择运动治疗，因为药物治疗的效果不确定，也多少有不良反应，而开刀是最后一个选择；事实上有效的骨盆腔提肛运动对大部分尿失禁的女性都可收到一定的疗效。

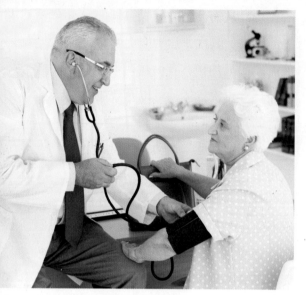

20世纪50年代初期，有位著名的妇产科医生凯格尔，首先向产后的女性介绍一种耻骨肌收缩运动，用来治疗产后尿失禁，因此这种运动也叫作"凯格尔运动"。耻骨肌是骨盆底部的肌肉，一直维系到肛门周围，一般来说要感觉到耻骨肌的收缩并不困难，只需要在小便时突然"煞车"停住尿流，这时就会感觉到肌肉和肛门口的收缩，这就是耻骨肌的收缩，也是耻骨肌收缩运动的基本动作。如果用一根手指插入阴道内，重复上述停住尿流的动作，可以感觉到那些肌肉透过阴道压手指。耻骨肌和身上其他肌肉一样，可借助持续的运动来增强力量。

下面简单地说明如何做耻骨肌收缩运动，包括：

第一阶段。

（1）站立，双手交叉置于肩上，脚尖呈90°，脚跟内侧与腋窝保持同等宽度，用力夹紧。保持5秒，然后放松。重复此动作20次以上。

（2）简易的骨盆底肌肉运动可以随时随地进行，以收缩5秒、放松5秒的规律，在步行时、乘车时、办公时都可进行。

第二阶段是有效率地每天自我训练。

（1）平躺、双膝弯曲。

（2）收缩臀部的肌肉，向上提肛。

（3）紧闭尿道、阴道及肛门(它们同时受到骨盆底肌肉支撑)，此种感觉类似于尿急，但是无法到厕所去排尿的动作。

（4）保持骨盆底肌肉收缩5秒，然后慢慢放松，5～10秒后，重复收缩。

（5）运动时照常呼吸，保持身体其他部分的放松。可以用手触摸腹部，如果腹部有紧缩的现象，则运动姿势不正确，需要加以调整。

事实上这项耻骨肌收缩运动做起来比较容易，然而有系统、有效率地用于训练或治疗就有一定的困难了，所以为了及早地治愈尿失禁，应该按部就班地进行运动，不宜操之过急。

按摩疗法

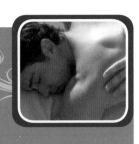

按摩，即在人体一定穴位上，运用特定的手法，以达到舒筋、健体、防治疾病、延年益寿及养生目的的一种保健治疗方法。

按摩是一种应用范围十分广泛的民间物理疗法。具体可分为正骨按摩、伤科按摩、经络按摩、急救按摩、脏腑按摩、保健按摩、点穴按摩、小儿按摩等。

按摩可以达到舒筋、活血、强身、防治疾病、延年益寿的目的，是一种行之有效的保健治疗方法。可以由他人按摩，也可以自我按摩。

按摩疗法的机理为：首先可以调节肌肉机能，增强肌肉弹性、耐久性和张力，缓解病理紧张并促进有毒代谢产物的排出；其次可以影响神经功能，使其兴奋或镇静，振奋精神，或消除疲劳，从而达到治疗的目的；然后还可以扩张局部血管，增加血液和淋巴液等循环，以改善局部组织的营养状态，促进新陈代谢及病理渗出物或潴留体液的吸收；通过按摩还能诱导深部组织的血液流向体表，或使一部分血液淤滞于局部，或使深部组织充血，以缓解体内或其他部位的充血状况，促进病理产生物的消散。

下面具体介绍几种常见的泌尿系统疾病的按摩疗法。

前列腺增生的按摩疗法

前列腺增生是一种常见的男性疾病，由于本病发患者群年龄偏大，发病时间长，治疗比较困难，因此治疗前列腺增生症的关键还在于自我调养。

下面介绍几种自我按摩治疗前列腺增生的操作手法：

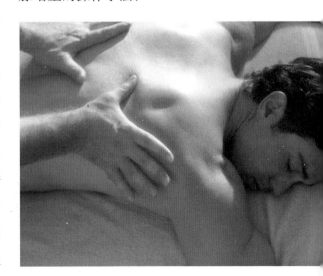

1 腰背按摩疗法

将两手置于身后，用虎口处自肩胛骨下方，沿脊柱两侧膀胱经至臀部中央，上下往返，略微用力推摩36下，以发热为度。用两手虎口处，以肾俞穴为中心，上下往返推摩腰部36下，以腰部发热为度。左手掌自尾骶沿脊柱向上按摩至胸椎中部，右手同时自胸椎中部沿脊柱向下按摩至尾骶，注意两手相遇时，上方手掌从下方手掌内穿过。共按摩36下，以发热为度。两手掌相并，置于八髎穴，稍微用力快速推摩36下，以发热、发烫为度。但要注意按摩时不要损伤皮肤。

2 前列腺按摩疗法

患者取胸膝位，术者戴上橡皮手套（手套上应涂石蜡油），先轻轻地

按摩肛周，然后缓缓伸入直肠内，摸到前列腺后，用示指的最末指节对着前列腺的直肠面，按从外向上向内向下的顺序按压前列腺，即先从腺体的两侧向中线各按压3～4次，再从中央沟自上而下向尿道外口挤压出前列腺液。一般一周按摩1～2次。按摩时手法应轻柔缓慢，术者要注意询问患者感受，切忌反复用力按压，以免造成不必要的损伤。另外，按摩完毕后患者应立即排尿，这样可使积留于尿道中的炎性分泌物随尿液排出。

本疗法的出发点是考虑到慢性前列腺炎的发生，主要由于腺泡及间质中脓性渗出物充胀，不易引流而设定。

本疗法的禁忌证：凡疑为前列腺结核、肿瘤的患者均不宜按摩。前列腺硬化、萎缩者不宜按摩。慢性前列

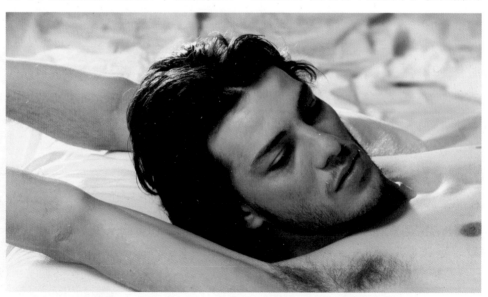

腺炎急性发作期间禁忌前列腺按摩，以免引起病情恶化，甚至引起败血症。

3 足部按摩疗法

按摩部位为足底部反射区：头部(大脑)、脑垂体、眼、甲状腺、肾、肾上腺、输尿管、膀胱、失眠点、生殖腺。常用手法为拇指指端点法，拇指关节刮法、按法，拇指推法、擦法，示指指间关节点法，示指关节刮法，拳面叩击法等。

按摩部位为足内侧反射区：颈椎、胸椎、腰椎、骶骨、内尾骨、直肠及肛门、前列腺或子宫、尿道及阴道。常用手法为拇指推法，示指外侧缘刮法、按法。按摩部位为足外侧反射区：外尾骨、下腹部、生殖腺。常用手法为拇指推法、叩击法，示指外侧缘按法、刮法等。

按摩部位为上身淋巴结、下身淋巴结、胸部淋巴腺(胸腺)、腹股沟管。常用手法为拇指推法、叩击法，示指外侧缘刮法、按法，另外还有拇指端点法、拇指推法、示指指间关节点法、示指推法等。

4 常规按摩疗法

按揉丹田：仰卧，双手重叠按于丹田处，左右旋转按揉各30次。注意用力不可过猛，速度不可过快。按揉会阴穴：仰卧屈膝取穴，两手掌搓热后，用示指轻轻按摩会阴穴20次，早晚各一次。搓两脚心：两手掌搓热后，以右手掌搓左脚心，再以左手掌搓右脚心，各搓50次。早、中、晚各做3次。指压法：取中极、阴陵泉、三阴交，以上各穴用手指掐按几分钟，早晚各掐按一次。按压法：搓在脐下、小腹部、耻骨联合上方自左向右轻压，每1~2秒压一次，连续按压20次左右，但要注意用力不要过猛。用于治疗前列腺肥大引起的尿潴留。

尿不净的按摩疗法

慢性前列腺炎是中老年人常见病，症状常表现为小便不畅，即解小便时，需等待一段时间，才能慢慢解出。有时伴有解不净，需再等一会儿，才能解净。

按摩阴陵泉穴位帮助患者顺利地解出小便，而且对肛门松弛也有一定的疗效。

阴陵泉穴位在胫骨内上髁下缘，胫骨内侧缘凹陷处（即大腿弯曲90°时的膝盖内侧凹陷处）。每次按摩130下左右，每日早晚各按摩一次，注意两腿都需要按摩，一般按摩 2 周左右便可见效。

以上按摩手法，可活血化瘀，有利气血运行，缓解前列腺充血状况。注意治疗期间应节制房事，避免受凉、过度劳累；注意饮食，不能过量饮酒及过食肥甘辛燥之物。需要强调的是，按摩治疗只是一种配合治疗手段，不能完全代替其他治疗。

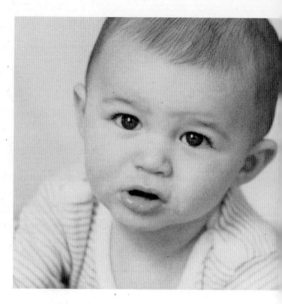

小儿肾盂肾炎的按摩疗法

肾盂肾炎是由细菌侵犯肾盂和

名家诊答

小儿肾盂肾炎如何护理？

（1）在急性期应给予流食，如米粥、藕粉等，少吃多餐，适当控制盐的摄入量，恢复期要注意给患儿吃含蛋白质丰富的食物，如瘦肉、鸡蛋等。

（2）患儿应卧床休息，家长要注意多给患儿喝水，促进排尿。

（3）肾盂肾炎很容易复发，因此必须早期治疗，一般多采用综合疗法治疗，必要时应请医生诊治。

（4）对婴幼儿应经常保持其会阴部清洁干燥，尿布要用清水洗净，然后用开水煮沸 10 分钟后晒干。

肾实质而引起的，是一种比较常见的小儿泌尿系感染性疾病。现代医学根据其病程和症状，将肾盂肾炎分为急性和慢性两种。致病细菌以变形杆菌、大肠埃希菌、副大肠埃希菌为主。细菌多由尿道上经膀胱、输尿管达肾盂及肾实质，也可由其他部位的感染，通过血液和淋巴系统而达肾脏。祖国医学将本病归属"淋证"范畴。急性期大多由于湿热蕴积下焦，膀胱气化功能失常所致。慢性期常出现肾阴不足、脾肾两虚等症状。临床表现为急性肾盂肾炎发病急，患儿可有寒战、高热。少数伴有面色灰白等中毒症状，低热或无热者很少。尿液可明显混浊，常伴有恶心、呕吐。较大儿童除发热外，常感肾区痛，用手按时，可出现压痛。如果合并了膀胱炎，可出现尿急、尿频、尿痛及排尿困难，少数可出现血尿。急性肾盂肾炎治疗不彻底就会转为慢性肾盂肾炎，患儿可出现身体消瘦、面色苍白、精神不振以及生长迟缓等。

1 按摩方法一

（1）患儿取仰卧位，家长以小鱼际，贴附于患儿关元穴和气海穴之间，沿顺时针方向按摩2分钟左右。

（2）以中指端置于中极穴，反复点揉2分钟左右。

（3）患儿取俯卧位，以单掌横擦骶尾部，以透热为度。

（4）以示、中指按揉膀胱俞、三焦俞各1分钟。

❂ 随证加减

（1）脾肾两虚，湿热未清型：症见尿急，尿频，颜面水肿，腰部酸软，食欲不振，神疲乏力或小腹坠胀，舌质淡，苔薄白。常用手法加：

①以指按揉脾俞、肾俞穴各1分钟。

②以掌横擦左侧背部脾胃区域，以透热为度。

③以指点揉三阴交、足三里穴各1分钟。

（2）肾阴不足，湿热留恋型：症见尿频，尿急，头晕，低热，腰酸腿软，咽干唇燥，舌质红，少苔或无苔。常用手法加：

①以掌横擦前胸部、腰部的肾俞穴，以透热为度。

②以掌斜擦小腹两侧，以透热为度。

（3）肝胆郁热型：症见小便不畅，尿道有灼热感，伴见口苦咽干，食欲减退，烦躁不安，胁肋胀痛，舌质红，苔黄。常用手法加：

①按揉太冲、章门穴各1分钟。

②患儿取坐位，家长以双掌斜擦两胁，注意手法要轻柔，以微有热感为度。

（4）膀胱湿热型：症见恶寒发热，少腹胀痛，腰部酸软，尿急，尿痛，尿频，尿色黄而短少，小便有烧灼感，舌质红，苔黄或白腻。常用手法加：

①以指按揉阴陵泉、三阴交穴各

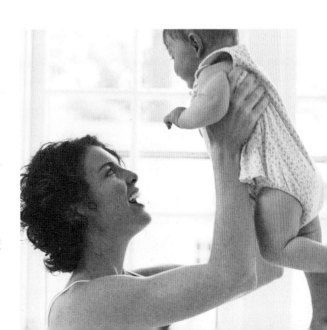

1分钟。

②患儿俯卧，以掌按摩其脊柱两侧的肌肉组织，以透热为度。

③以掌横擦前胸部、大椎穴及两肩部，均以透热为度。

2 按摩方法二

（1）患儿取俯卧位，家长以拇指指腹点揉两侧肾俞、气海俞，在两穴之间缓慢往返6遍左右。

（2）患儿取仰卧位，家长以掌根按摩患儿的丹田穴，按揉时手法要轻柔，力度要逐渐增加，以患儿能耐受为度，同时嘱患儿放松腹部，按摩4分钟左右。

（3）以拇指按揉三阴交、阴陵泉穴各2分钟左右。

小儿血尿的按摩疗法

血尿是指小便中混有血液，或伴有血块夹杂而下，多无明显的疼痛。各年龄段的小儿均可出现血尿。现代医学认为，血尿可为泌尿系统本身疾病所致。也可为全身性疾病的局部表现，以血尿为主要症状的常见病有肾结核、急慢性肾炎、肾肿瘤、肾损伤、出血性膀胱炎、输尿管结石等，祖国医学将本病归属"血证"范畴，认为

本病的发生是下焦经络受伤，血不循经所致。因心肝火旺或湿热内侵，下注膀胱，脉络受损者为实证；因肾阴不足，脾肾亏损或阴虚火旺，气虚下陷者为虚证。其临床表现主要为尿中有血，时发时止，血色鲜红或色淡，常伴有神疲乏力，眩晕，食欲不振，口苦等全身症状。下面具体介绍治疗血尿的按摩手法。

1 按摩方法一

（1）患儿取俯卧位，家长立于一旁，以双掌按揉并搓擦尾骶部，以发热为度。

（2）以双手拇指点按八髎穴2分钟左右，然后以掌指或虚掌叩击该部位1分钟。

（3）患儿仰卧，家长以单掌置关元穴上，按揉至耻骨处，反复操作2分钟左右。

（4）以指按揉阴陵泉、血海、

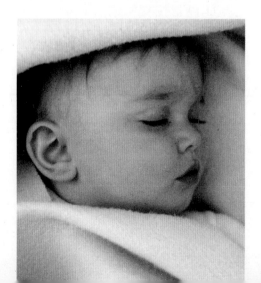

三阴交穴各 1 分钟。

◐ 随证加减

（1）脾肾两亏型：症见小便色淡而频数，食欲不振，神疲乏力，面色淡白，头晕目眩，四肢发凉，腰酸腿软，大便溏薄，舌质淡，苔薄白。常用手法加：

①补脾经、揉板门穴各 300 次。

②补肾经 200 次。

③以掌横擦命门穴处，以发热为度。

④按揉太溪、足三里穴各 1 分钟。

（2）阴虚火旺型：症见小便短赤带血，午后低热，两颧发红，头晕耳鸣，神疲乏力，腰腿酸软，口干咽燥，大便干结，舌质红，少苔或无苔。常用手法加：

①补肾经、揉肾顶各 100 次。

②清小肠、清大肠各 100 次。

③以掌搓擦涌泉穴 2 分钟左右。

（3）心肝火旺型：症见小便热赤，或尿血鲜红，面红目赤，口舌生疮，心烦不安，头晕目眩，口干口苦，大便干结，舌尖红，苔黄。常用手法加：

①清心经、清肝经各 300 次。

②清小肠、清大肠各 100 次。

③以双掌斜擦两胁部，以透热为度。

（4）湿热下注型：症见小便

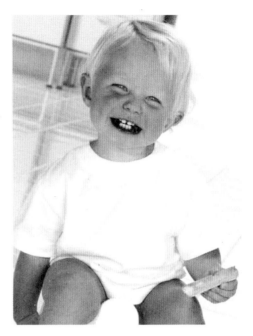

灼热短赤，或见肉眼血尿，伴有眼睑水肿，胸闷烦躁，口渴而不欲饮，发热，舌质红，苔黄腻。常用手法加：

①清脾经 50 次，清小肠 100 次。

②清大肠，退六腑各 100 次。

③自上向下单掌推擦大腿内侧，以发热为度。

◀▶ **2 按摩方法二**

（1）患儿取仰卧位，家长以大鱼际置于少腹部，按顺时针方向按摩 3 分钟左右。

（2）家长以拇指沿顺时针方向按揉水道穴 2 分钟左右。

（3）按揉三阴交穴 2 分钟左右。

（4）患儿俯卧位，家长以单掌

横擦腰骶部，以发热为度。

❀ 随证加减

（1）小便次数多者，按揉阴陵泉穴2分钟左右。

（2）大便秘结者，清大肠、退六腑各穴200次。

（3）心烦不安，不能熟睡者，按揉神门、内关穴各1分钟。

（4）体质虚弱的患儿，补脾经300次，推三关穴100次。

阳痿的按摩疗法

阳痿为临床常见多发病，给患者带来了极大的痛苦，按摩治疗阳痿可收到一定的疗效，现将具体按摩手法介绍如下。

 名家诊答

治疗血尿的注意事项

（1）不宜过度活动，注意休息。

（2）增强体质，预防感染。

（3）对出现血尿者，应找出病因，进行对症处理，必要时应去医院诊治。

（4）按摩对本病主要起辅助治疗作用，对出现血尿者，应采用中西药物、针灸、理疗等综合疗法。

（5）避免使用对肾脏有损害的药物。

1 按摩腹股沟

用双手拇指、示指、中指指腹向阴茎根部方向自外而内对称按摩两侧腹股沟，按摩之力宜轻柔舒适不痛为度，左右手各按摩50次。

2 捻动精索

以双手拇指、示指、中指对称捻动阴茎根部、阴囊上方之精索，其用力以出现轻度酸胀或舒适感为度，左右手各捻动50次。

3 揉搓睾丸

以双手的示指、中指托在同侧睾丸的下面，再用拇指按压其上，如数念珠一样轻轻揉搓两侧睾丸，力度以睾丸不痛或微微酸胀为宜，左右手各揉搓150～200次。

4 牵拉阴茎、睾丸

用左手或右手把阴茎及阴囊一同握于掌心，轻轻向下牵拉150～200次，其力度以阴茎及睾丸有微微酸胀或小腹两侧有轻微牵拉感为准。

5 按摩涌泉穴

以左手按摩右足心涌泉穴100次，再以右手按摩左足心涌泉穴100次，每晚用热水洗完脚之后按摩效果更为理想。

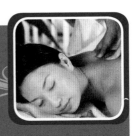

推拿疗法

推拿疗法作为一种历史悠久的保健治疗方法，可用于治疗多种泌尿系统疾病，一般都能收到良好的疗效。

推拿，作为一种非药物治疗的物理疗法、自然疗法，有着极为悠久的历史，有学者赞之为"元老医术"。推拿作为以人疗人的方法，通常是指医者运用自己的双手作用于病患的体表、受伤的部位、特定的俞穴、不适的地方，具体运用按、摩、推、拿、捏、揉、点、拍等形式多样的手法，以期达到推行气血、疏通经络、扶伤止痛、扶正祛邪、调和阴阳的疗效。

推拿一词是由按矫、摩挲、按摩逐渐演变而来的。它不仅是名词的变更，而且包含着千百年来，从事推拿医术的医生不断总结、不断发展、不断创新的结果。推拿医术是我国古老的医治伤病的方法，是目前中医学的一个重要组成部分。

推拿是医生用双手在患者身体上施加不同的力量功力和技巧，刺激某些特定的部位，以此恢复或改善人体的生机，促使患者康复的一种方法。它属于现在所崇尚的自然疗法的一种。由于它的操作方法简便，无不良反应，治疗效果良好，所以几千年来在我国不断地得到发展、充实和提高。尤其是近些年来，由于西医学习中医，开办中医学院，对中医事业的发展和进步起到了巨大的推动作用。近年来，一些科研机构又开始对推拿机制进行研究，并且已取得了初步成绩，这对推拿又是一个很大的促进。

现在，有很多国家的专家学者重

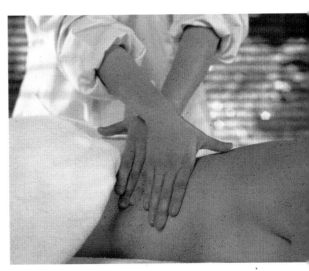

视我国这一传统疗法，据了解，有美国、英国、瑞典、西班牙、法国、意大利、朝鲜、德国、菲律宾、日本、新加坡、泰国、马来西亚、印度、越南、阿根廷等国家的人士来我国学习。还有一些国家则是聘请我国的专家出国开办学习班。这说明中国的推拿疗法治疗疾病已受到全世界的广泛重视。

下面介绍几种常见的泌尿系统疾病的推拿疗法以供参考。

慢性前列腺炎的推拿疗法

1 湿热内盛型

湿热内盛型慢性前列腺炎的主要特征是：口苦，脉滑，身壮，舌质红，苔黄腻；小便频数、量少，小便时尿道有灼热感，排便时间长；大便用力时尿道有白色分泌物。此症应以清热化浊、利湿解毒、渗湿通淋为治疗原则。

操作手法：

1 患者取俯卧位，术者站其一侧，双手成八字形，沿患者背腰部自上向下直推15遍，然后双手叠掌，沿两侧膀胱经自上而下揉5～6遍。然后以拇指按压膀胱经。重点是肾俞、膀胱俞、大肠俞。

2 患者取侧卧位，术者站其背后，以单掌自腋窝直推至髋部，然后以单手五指沿患者胁肋部的肋间隙向腹部斜抹。然后用手掌摩擦患者胁肋部，以发热为度。

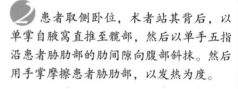

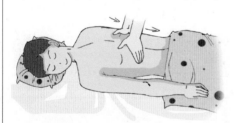

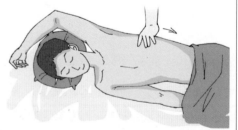

3 患者取仰卧位，术者站其一侧，双手成八字形分抹患者两侧肋弓缘，然后双手自上腕至耻骨联合平推5～6遍。然后在腹部揉2～3分钟，再以双手拇指点按气海、关元、曲骨等穴，点穴时要有一定的力度，以下腹部及会阴部发胀为度。

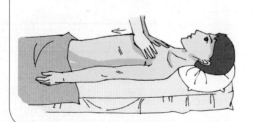

2 ▶ 肾虚阳衰型

肾虚阳衰型慢性前列腺炎的主要特征是：腰背酸痛，小腹肿胀并有冷感，性欲减低；小便淋沥不尽，尿后常有白色分泌物流出；舌质淡白，苔薄白；脉细弦，多数患者还伴有失眠、疲乏、健忘、气短等症。此症应以化气利水、温补肾阳为治疗原则。

操作手法：

1 患者取俯卧位，术者站其一侧，双手平推患者背腰部及大小腿至跟腱5～6遍，然后单掌直推患者督脉大椎至长强穴。然后以拇指点按两侧的膀胱经各3遍。再着重揉搓骶骨3～4分钟，以发热为度。

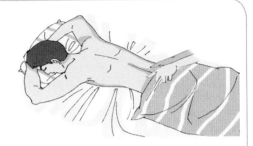

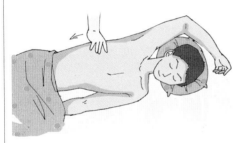

2 患者取侧卧位，术者站其背后，术者以单掌直推患者侧面，自腋窝至足尖推5～6遍，然后双手摩擦患者胁肋部，2～3分钟之后换对侧。

3 患者取仰卧位，术者双手自上向下推按患者腹部、大腿、小腿至足尖5～6遍，然后术者双手在患者腹部做波浪揉法3～4分钟，然后以拇指分别点按天枢、五枢、中寂、曲骨等穴各1～2分钟，点穴时注意用力要持久、深透，以患者小腹及会阴部发胀为度。

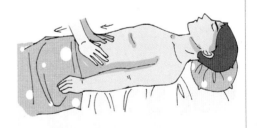

3 ▶ 气滞血瘀型

气滞血瘀型前列腺炎的主要特征是：小便频数，淋沥不尽，尿道涩痛，小腹及会阴部有下坠痛；病程迁延，反复发作，经久难愈；舌体胖大，有齿痕，舌质暗红，有瘀点，脉沉。治疗此症的原则应是行气导滞，活血化瘀。古人说久病多属瘀，本病病程长，因此活血化瘀是本病一个很重要的治疗原则。

手法操作：

1 患者取俯卧位，术者站其一侧，双手叠掌揉按患者腰骶部4分钟左右，动作较慢，用力要持久、深透，以小腹发热为度。然后以拇指点按肾俞、膀胱俞及八髎廖穴各1～2分钟，然后医生单掌擦患者的命门、腰阳关及骶骨4分钟左右，然后术者双手搓热，迅速放在患者的肾俞和命门穴并作颤法1～2分钟，然后再分别搓、擦足跟和涌泉穴各3分钟。

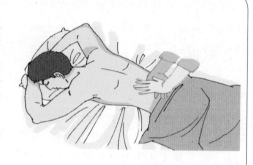

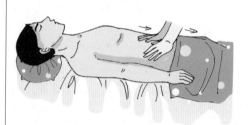

2 患者取仰卧位，术者站其右侧，双手交替按顺时针方向做摩法2～3分钟，再做腹部拿揉法2～3分钟，然后术者以拇指点按患者的气海、关元、中寂、曲骨等穴各1分钟，然后术者双手搓热，迅速放在患者的肚脐并作颤法2～3分钟。

3 患者取仰卧位，术者拿揉患者的足三阴经，再搓揉患者的大、小腿5～6遍，最后按揉梁丘、血海、太溪、三阴交及足三里等穴。

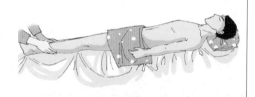

肾脏肿瘤的推拿疗法

肾脏肿瘤是发生于肾实质细胞、肾盂移行上皮及输尿管的恶性肿瘤。是最常见的肾脏实质恶性肿瘤，临床上分肾癌、肾盂癌和输尿管癌，虽然三者发生的部位不同，但体征、临床症状、诊断和治疗都相差无几，因此可以归纳在一起讨论。肾脏肿瘤占全部肿瘤的1%～2%，比较不常见但绝大多数为恶性。其中70%以上发生在40～60岁年龄组，男性较女性多，男女之比约为3：1。

推拿治疗可取合谷、曲池、肾俞、

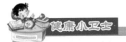

三阴交等穴，采用拿、擦、拍、摇、击等手法，理气活血，扶正固本，适用于肾脏肿瘤气机不畅之血尿和腰痛等症。

早泄的推拿疗法

运用刚中有柔的手法在下列所取穴位上进行操作。取背俞、任脉、足厥阴孔穴。心俞、肾俞、关元、中封穴一般采取轻揉类手法，有滋阴涩精，清心降火之功。本法可用于治疗早泄。

肾结石的推拿疗法

主要选取以下穴位，共按摩45分钟：

（1）肾经的然谷、涌泉、复溜、太溪、筑宾、大赫、阳谷、四满、中注、气穴、肓俞、石关、阴都、幽门、俞府(重点加强阴都穴)；

（2）膀胱经的心俞、肺俞、督俞、膈俞、肝俞、胆俞、胃俞、脾俞、肾俞、三焦俞、气海俞、大肠俞、小肠俞、膀胱俞、白环俞、上髎、下髎、承扶、委阳、委中、阳纲、合阳、志室、承山、承筋、金门、飞扬、足通谷(重点加强肾俞和阳纲)；

（3）督脉的阳关、腰俞、悬枢、命门、脊中、中枢、神道、风府(重点加强命门穴)。

每天推拿治疗1次，上午治疗效果最佳。

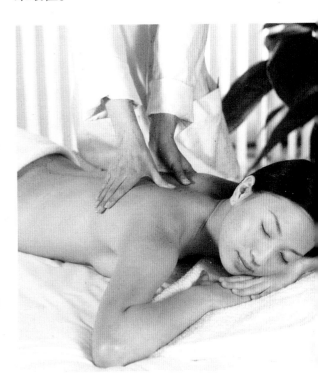

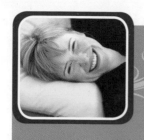

针灸疗法

运用针灸疗法治疗泌尿系统疾病，可以减少用药量及提高患者的生活质量，因此受到了广大患者的热烈欢迎。

针灸疗法是由我国古代劳动人民创造出来的一种独特的医疗方法。特点是治病不靠吃药，只是用针刺入患者身体的一定部位，或利用火的温热刺激烧灼局部，以达到治疗疾病的目的。前一种称作针法，后一种称作灸法，统称针灸疗法。

针法的前身是砭石疗法。砭石是指应用于新石器时代的一种石制医疗工具。灸法也是在新石器时代用于治疗疾病的。周朝以后，我国开始出现了金属的针灸用针。河北满城西汉墓中曾经出土针灸用的金针。由此可见，针灸疗法是中国医学宝库中的一个极其重要的组成部分。

针灸疗法具有以下优点：第一，有广泛的应用范围，可用于内、外、妇、儿、五官等科多种疾病的预防和治疗；第二，节省医疗费用；第三，操作方法简便易行；第四，治疗疾病的效果比较迅速和显著，特别是具有良好的兴奋身体功能、提高抗病能力

和镇痛、镇静等作用；最后，针灸疗法没有或极少有不良反应，比较安全可靠，同时又可以协同其他疗法进行综合治疗。这些都是它始终受到广大人民群众欢迎的原因。

实践证明，针灸疗法对于多种泌尿系统疾病都可以收到良好的疗效，因此在临床上有着广泛应用。

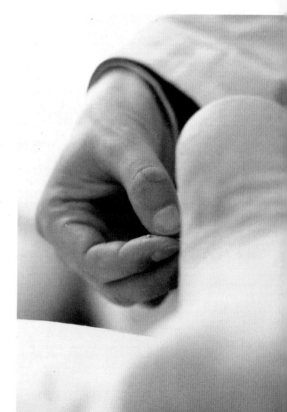

下面介绍几种常见的泌尿系统疾病的针灸疗法，供有针灸行医资质者参考。

前列腺增生的针灸疗法

针灸可以有效缓解前列腺增生患者的病痛而且基本上没有不良反应。这是因为前列腺增生症所表现出来的临床症状主要是小便的改变，按照中医学的理论，正常生理情况下，进入体内的水通过胃、肺、膀胱、肾、脾等器官的正常运作，小便会排泄正常，如果其中一个或多个环节出现了故障，那么，排尿功能就会异常。人体有12条对称的经络，它们与上述的胃、肺、脾等脏腑直接或间接关连，适当刺激这些经络上的穴位，可以调整气血而使疾病痊愈。常见的针灸穴位是气穴、水道、太溪、三阴交等。可以针刺，也可以指压穴位进行辅助治疗。针灸对于缓解前列腺增生引起的排尿困难症状(包括尿潴留)有一定疗效，但对前列腺体积的影响则不甚明显。

（1）针灸取穴　隐白、足三里、三阴交、气海。

操作手法：施补法。留针半小时左右，每日1次，10次为1疗程。

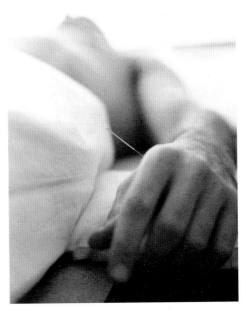

灸法可用艾灸上述穴位，每穴灸3~4分钟，可与针法交替应用。

适应证：用于脾气下陷型前列腺增生。

（2）针灸取穴　中极、足三里、三阴交、阴陵泉、膀胱俞。

操作手法：反复捻转提插，强刺激。体虚者可灸关元、气海穴，并可采用小腹膀胱区按摩，隔日1次，10次为1疗程。

适应证：用于前列腺增生。

（3）针灸取穴　气海、关元、归来、中极、三阴交、膀胱俞、水道。

操作手法：施泻法，气海穴灸法。每日或隔日1次，10次为1疗程。

适应证：用于前列腺增生所致的

急性尿潴留（实证）。

（4）针灸取穴　中极、三阴交、阴陵泉。

操作手法：泻法。留针半小时左右，每日1次，10次为1疗程。

适应证：用于肝气郁滞型前列腺增生。

（5）针灸取穴　合谷、关元、三阴交。

操作手法：小便不通急刺上述3穴，强泻法。留针20分钟，每日1次，10次为1疗程。

适应证：用于湿热型前列腺增生。

（6）针灸取穴　足三里、三阴交、关元、照海。

操作手法：平补平泻法。留针半

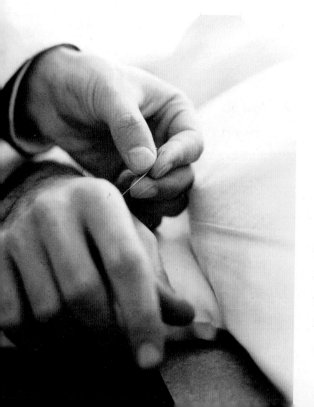

小时左右，每日1次，10次为1疗程。

适应证：用于下焦淤阻型前列腺增生。

（7）针灸取穴　中极、三阴交、阴陵泉、关元；配穴：三焦俞、水道、膀胱俞、小肠俞。

操作手法：泻法。留针20～30分钟，每日2次，10次为1疗程。

适应证：用于前列腺增生所致的急性尿潴留（实证）。

（8）针灸取穴　气海、中极、照海。

操作手法：施补法。留针半小时左右，每日1次，10次为1疗程。

适应证：用于肾阳不足型前列腺增生。

（9）针灸取穴　阴陵泉、中极、照海。

操作手法：平补平泻法。留针半小时左右，每日1次，10次为1疗程。

适应证：用于肾阴亏损型前列腺增生。

（10）针灸取穴　阴陵泉、关元、太溪、足三里。

操作手法：施补法。留针半小时左右，每日1次，10次为1疗程。灸法可用艾灸上述穴位，每穴灸3～4分钟。每日或隔日1次，可与针法交替应用。

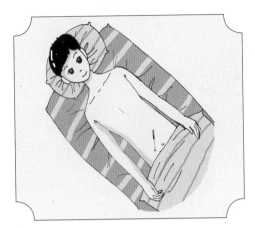

适应证：用于脾肾阳虚型前列腺增生。

肾绞痛的针灸疗法

肾绞痛是指腰肾区突然绞痛，向腹前部、同侧阴囊、大腿内侧放射，同时伴有冷汗、恶心、呕吐，肾区有叩击痛。

针灸取穴：三阴交、肾俞、太溪、京门、志室、阴陵泉。

操作手法：腰部与下肢各取 1 ~ 2 穴，可交替使用，用泻法，持续运针 4 分钟左右。亦可在肾俞，三阴交穴通电 5 ~ 10 分钟。

适应证：用于肾绞痛。

阳痿的针灸疗法

阳痿是指男性生殖器缺乏勃起反应，有性交欲望但性交时阴茎不能勃起或勃起不坚或坚而不久，以致难以进行或维持满意的性交。它是极为常见的男性性功能障碍，几乎半数以上的男性都有过阶段性阳痿的经历。

针灸取穴：气海、关元、命门、肾俞。

操作手法：针刺得气后，将毫针（银质的较好）留在适当的深度，将艾绒捏在针柄上点燃，直到艾绒燃尽为止，或在针柄上套置一段 1 ~ 2 厘米长的艾条施灸，直至燃尽。一般每穴 1 ~ 3 壮，留针半小时左右，10 次为 1 个疗程。注意温针灸所用艾炷，一定要牢牢地装在针柄上，这样才能防止施灸时因艾炷掉落而烫伤皮肤，或导致衣物、床单、被褥以及软椅等物品的损坏。施行温针灸所扎的针一般深度不宜超过针身长度的一半，否则施灸时产生的热力会很快通过针体传递至患者皮下，从而导致灼痛感，甚而灼伤皮肤。

适应证：用于阳痿。

遗尿的艾灸疗法

从临床角度看，遗尿包括两种情况，一是指遗尿病，即俗称的尿床；二是指遗尿症，即不仅是将尿液排泄在床上，同时也在非睡眠状态或清醒时将尿液排泄在衣物或其他不应排放的地方。从病理角度看，前者多为神经功能不协调所致，多为单纯性持续性，除尿床外无其他伴随症状。后者多为器质性病变，如相关器官的占位性病变，神经系统的损害，多为伴随性和一过性，即除尿床外还有其他更明显的病理表现，一般情况下可随其他病变好转而好转。

艾灸取穴：气海、关元、肾俞、中极、膀胱俞、足三里、至阴。

操作手法：每次取腹部一穴，配合腰部或下肢一穴（双侧），用艾条点燃后温和灸，每次灸 15 ~ 20 分钟，每天 1 ~ 2 次，6 次为 1 疗程。

适应证：用于遗尿。

慢性肾炎的艾灸疗法

慢性肾炎是一种常见的慢性肾脏疾患，是由急性肾炎转变而来，以男性患者较多见，病程一般持续 1 年以上，发病年龄大多在 20 ~ 40 岁。

艾灸取穴：肾俞、脾俞、足三里。

操作手法：用艾灸肾俞、脾俞、足三里穴，每穴 3 ~ 5 壮，每日 1 ~ 2 次，10 次为 1 疗程。

适应证：用于慢性肾炎。

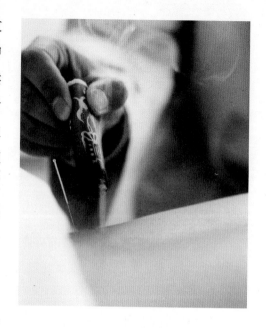

尿失禁的艾灸疗法

所谓尿失禁，系指患者尿液不由自主地从尿道流出，可发于任何季节，但以秋冬季节表现严重。尿失禁是任何年龄及性别的人士都可能患的疾病，但以老年人和女性为多。尿失禁可由神经系统疾病、精神因素、外伤、分娩等引起，大多是因膀胱、尿道功能失调所致，如张力性尿失禁、溢出性尿失禁、紧迫性尿失禁等。其中又以张力性尿失禁居多，因患者骨盆底部肌肉对尿道的控制力下降，尿道括约肌的力量变得薄弱，抵挡不住膀胱积尿后增高的压力的冲击，导致尿液会在不经意间流出，尤其在哭、笑、咳嗽、打喷嚏、站立、行走时易

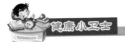

泌尿系统感染患者宜知

1.补充营养素

每天服用 1 克左右的维生素 C(分成数次服用)足以酸化尿液,干扰细菌生长,如果患者再次感染或复发,而又正好无处求医,这无疑是个好办法。

2.危险信号

出现下列症状的膀胱感染患者,应尽快去医院诊治:

(1)发热;

(2)恶心或呕吐;

(3)血尿;

(4)下半部背及腰窝痛。

注意:有时医生给泌尿系统感染患者的抗生素药无法在酸性的尿液里发挥效果,因此,如果你正服用维生素 C,应告知医生,也应告知你服用的量。维生素 C 不具毒性,但一天 1 克算是高剂量,应得到医生的许可后方可服用。

发生,安静或平卧时稍见缓解。故这种尿失禁又称压力性尿失禁。

艾灸取穴:关元、神阙、中极、涌泉。

操作手法:点燃艾条,在上述穴位轮换熏,每个穴位处感到灼热难忍时换穴再灸,一般治疗一次需要半小时。每日 1 次,连续灸 7 天左右,如果症状消失,即可停灸。再次复发时,按上述方法再灸 7 天左右。如此反复施灸,可很快控制病情。

适应证:用于尿失禁。

早泄的艾灸疗法

早泄是指阴茎在接触女性生殖器而未插入阴道前就发生射精,阴茎虽能勃起,但射精过快、过早,阴茎随即萎软而不能继续性交,因此男女双方都不能得到性满足,所以早泄是男性性功能障碍的表现之一,早泄如果不能得到及时治疗,时间长了就容易导致阳痿。

艾灸取穴:足三里、关元、中极、内关。

操作手法:用艾炷或艾条温灸关元、足三里、中极、内关穴,针上加灸疗效更佳。

适应证:用于早泄。

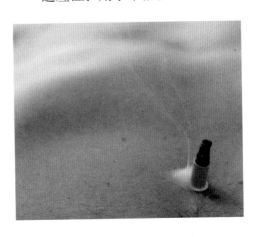

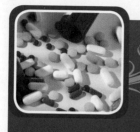

拔罐疗法

拔罐疗法是我国最古老的治疗疾病的方法之一，它属于中医外治法范畴，是广大劳动人民在长期同疾病做斗争中积累起来的宝贵经验。

禁忌证与注意事项

1 禁忌证

（1）水肿病或水肿者。

（2）皮肤过敏、全身枯瘦或皮肤失去弹力者。

（3）烦躁不安者。

（4）出血性疾患、重度失血及有出血倾向者。

（5）孕妇的下腹及腰骶部。

（6）女性月经期。

2 注意事项

（1）拔罐过程中，体位切勿移动，以免火罐脱落。

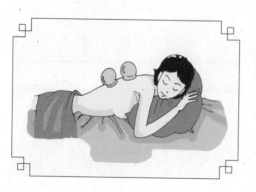

（2）拔罐部位的皮肤要平坦，肌肉应比较丰满，拔之前最好先洗净擦干。

（3）根据病情和施治部位，选择大小合适的火罐。

（4）如用棉球或棉棒蘸酒精或用液体酒精法，所用酒精不要过多，燃烧时注意不要烧热罐口，以免烫伤局部皮肤。

（5）骨骼突出部位、血管丰富部位，以及心尖搏动处、乳房等部位，一般不宜拔罐。

（6）治疗局部如毛发较多，应涂凡士林油。

（7）拔罐可机械地刺激皮肤，反射地影响大脑皮质，通经活络。拔罐的种类有充血性火罐（罐吸引后皮肤潮红）、瘀血性火罐（罐吸引后皮下出血，皮肤上出现紫点或紫斑）。头痛、感冒宜在太阳穴拔充血性火罐，哮喘、支气管炎可在背部肺俞穴拔瘀血性火罐。

（8）依具体情况选定闪火等拔罐方法，并迅速将罐扣在已选定的部位上。

（9）根据病情拔罐，一般为轮流取穴，一次不宜过多。局部瘀血尚未消退时，不应于原部位重复拔罐，另外每次可拔一个或同时把几个火罐。

（10）拔罐时间应视罐的大小及吸力强弱而定。大罐吸力强，拔3～5分钟；小罐吸力弱，拔10～20分钟。

（11）患者取舒适体位，使肌肉放松，并裸露施治部位。

（12）拔罐时注意保温，防止着凉。

（13）起罐时，施术者应一手持罐，一手用手指轻轻按压拔罐周围皮肤，使空气缓缓进入罐内，然后取下。

起罐时切忌硬拉或旋动。为防止拔罐局部擦伤，起罐后可于施治部位涂擦凡士林。

（14）拔罐时应注意避免烫伤或灼伤。局部如有烫伤时，可涂龙胆紫等药物。局部起水疱时，小的不需处理，消毒包扎即可；大的应在消毒后用无菌空针吸出积液，保留疱膜，然后涂用清凉油，也可辅料后用凡士林纱布包扎，或用地榆、大黄、寒水石各等份，共研细末，用麻油调膏外敷。实践证明，拔罐疗法可以有效地治疗肺病。

遗尿的拔罐疗法

拔罐取穴：神阙。

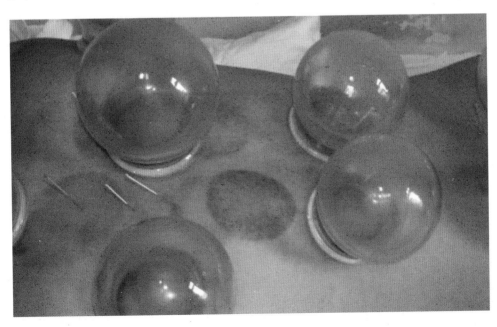

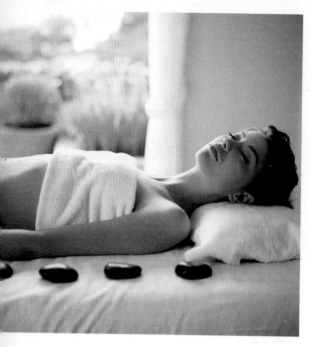

操作手法：取仰卧位，采用闪火法，迅速将火罐拔吸在患儿神阙穴，拔吸后可轻微揉动，拉提火罐，起到蠕动腹部的作用，不应拔吸过久，以2分钟左右为宜。

适应证：用于遗尿。

急性肾炎的拔罐疗法

拔罐取穴：（1）三焦俞、肾俞、大肠俞。（2）胃仓、志室、京门。

操作手法：取上穴，采用刺络罐法，先用三棱针点刺微出血后，后用闪火法，即操作者用镊子夹住酒精棉，或用一根长约10厘米的粗铁丝，将一端用脱脂和纱布包裹成一小鼓槌

状，吸取酒精，点燃后伸入罐内旋转片刻，迅速抽出棉球，将罐扣在上述穴位上，留罐5～10分钟，每次取1组穴，每日1次。患者治疗期间，应注意休息，以卧床为宜，避免寒湿感冒，宜采取低蛋白、低盐、高维生素饮食。

适应证：用于急性肾炎。

慢性肾炎的拔罐疗法

拔罐取穴：（1）京门、志室、胃仓、大横穴。（2）气海、天枢、足三里、腰阳关、三阴交。

操作手法：取第1组穴，采用单纯拔罐法，即操作时用镊子夹住酒精棉球，点燃后投入罐内，迅速将罐扣在应拔部位；或用软纸稍折叠，卷成纸卷（较罐的深度长3厘米左右），点燃后烧去3厘米左右投入罐内，不等纸片烧完，迅速将罐扣在应拔部位，留罐10分钟，每日1次。或取第2组穴，可每次选2～3个穴位，先施行挑罐法，即用三棱针、注射针头挑断穴位上或病理反应点（如变色点、结节、怒张小血管等）上的皮内、皮下纤维，然后立刻拔罐，接着在其余穴位上再施以单纯拔罐法，吸拔穴位，留

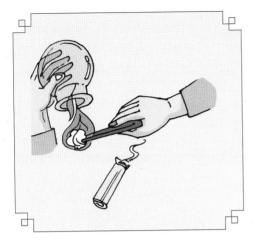

取优质蛋白质、低盐饮食，同时还应适当限制饮水。

适应证：用于慢性肾炎。

肾结石的拔罐疗法

拔罐取穴：天枢、中脘、中极、关元、肝俞、心俞、胆俞、肾俞、三焦俞、膀胱俞、阴陵泉、箕门。

操作手法：每天拔罐1次，每次拔15～20分钟，有一定的疗效。

适应证：用于肾结石。

罐10～15分钟，每隔2日治疗1次。本病要坚持治疗，并适当休息，加强身体锻炼，以提高免疫力。宜采

■ 健康手册

如何避免发生肾结石？

一般而言，喝啤酒能够减少肾结石的发生。据研究人员称：首先，啤酒会刺激排尿，减少尿液浓缩的概率，所以可以减少肾结石的发生。其次，啤酒苦味原料中的两种成分，可以减少人体钙质的分泌，所以也能减少肾结石的发生。

但是研究人员并不建议正常人以多喝啤酒的方法来减少肾结石的发生，要避免肾结石的发生，最好的方法就是：

（1）定期进行身体检查。

（2）有不明的腰部疼痛时，要马上就医治疗。

（3）每天至少要喝1升的温开水。

（4）不要吃太多的核果、菠菜、甜菜、草莓等。

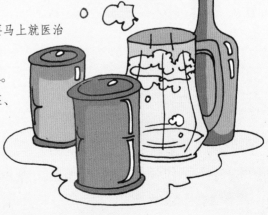

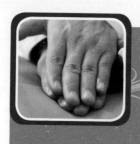

敷脐疗法

敷脐是中医常用的外治疗法之一，可用于治疗多种泌尿系统疾病，一般情况下都能收到良好的疗效。

敷脐疗法是将某些可食性植物或中药粉末填敷于脐内，刺激神阙穴激动腹膜囊，使人体的气血经络通畅、祛除瘀结、调和营卫，从而达到治疗疾病之目的。

敷脐疗法可用于治疗多种慢性疾病，尤以治疗泌尿系统疾病效果最佳。敷脐疗法的用具及操作方法应根据具体的病症情况而定量填置，一般首选用物应是无毒无不良反应的可食性植物或酒类。如葱白、姜、大蒜、大萝卜籽、胡椒、木耳、小茴香籽、芥面、白酒等。其他一些中草药有时也可配合应用。填脐前先用热毛巾敷于脐部，以肥皂水将脐部清洗干净。然后，再将准备好的添置物填于脐凹内（脐膨出者可敷于脐上脐周)，外盖纱布敷料，包盖于其上包扎固定之。一般7小时左右检查更换填置物1次，病愈为止。

临床实践证明，敷脐疗法对于多种泌尿系统疾病都有着良好的疗效，下面具体介绍几种常见的泌尿系统疾病的敷脐疗法以供参考。

睾丸鞘膜积液的敷脐疗法

敷脐药物：母丁香粉40克，压粉装瓶备用。

治疗方法：先将肚脐洗净擦干，取2克药粉放入肚脐中，然后盖敷料1块，用胶布固定，每隔2天换药1次，20天为1疗程，间歇10天，接着进入第2疗程。

具体功用：用于治疗睾丸鞘膜积液。

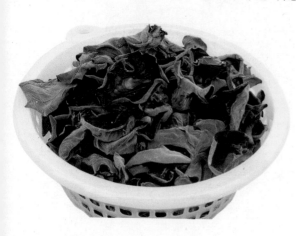

慢性前列腺炎的敷脐疗法

敷脐药物：麝香 0.15 克，白胡椒 7 粒。

治疗方法：上药为 1 次量。将白胡椒研为细末，瓶装密封备用。患者取仰卧位，洗净肚脐，将麝香粉倒入脐内，再用胡椒粉盖在上面，外面覆盖圆白纸，然后用胶布固定。每隔 7 ~ 10 天换 1 次，10 次为 1 疗程，疗程间休息 6 天左右，连用 6 个疗程。

具体功用：用于治疗慢性前列腺炎。

小便不利的敷脐疗法

敷脐药物：用蜗牛 3 只，连壳研为泥，再加麝香少许。

治疗方法：贴敷脐上，以手揉按之，小便即通。

具体功用：用于治疗小便不利。

尿潴留的敷脐疗法

敷脐药物：青盐 500 克、葱白 250 克，将切碎的葱白和盐入锅炒热，装入布袋内。

治疗方法：热敷肚脐周围及小腹部，凉则再换，反复热敷 2 ~ 3 次。

具体功用：用于治疗尿潴留。

阳痿的敷脐疗法

1 疗法一

敷脐药物：木鳖子 5 个，桂枝、狗骨各 3 克，花椒、干姜各 30 克。

治疗方法：取上药共研细末，用少许人乳（或蜂蜜）调成糊状，敷于肚脐，盖上纱布，外加胶布固定。3 ~ 4 天换药 1 次，7 次为 1 疗程。

具体功用：用于治疗肾阳虚衰之阳痿。症见腰膝酸软、形寒肢冷、小便清长、舌淡胖、脉沉弱者。

2 疗法二

敷脐药物：苍术、草薢、黄连、黄柏各 10 克。

治疗方法：将苍术、草薢烘干共研为细末，取药粉 3 克，用黄连、黄柏煎汁调敷脐部，外用胶布固定。2 天换 1 次。注意命门火衰之阳痿忌用。

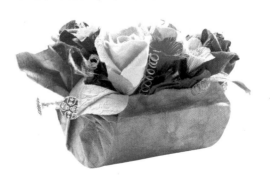

具体功用：用于治疗湿热下注之阳痿。症见下肢酸困、阴茎萎软、小便短赤、舌质红、苔黄腻、脉滑数者。

3 疗法三

敷脐药物：黑附子 45 克，硫黄 6 克，穿山甲 3 克，阿片 1.5 克，麝香 0.1 ～ 0.3 克。

治疗方法：把黑附子、穿山甲、硫黄研为细末过筛，加酒 150 毫升，调成稀糊状，倒入锅内；用文武火煎至酒干，取出药末，加阿片、麝香末调匀，再研 1 遍，装瓶贮备。临证取药适量，用蜜或酒调成膏，制成黄豆大的药丸，放在纱布上，敷神阙穴，外用胶布固定。1 ～ 2 日换 1 次药，连敷 10 天为 1 个疗程。

具体功用：用于治疗命门火衰型阳痿。

4 疗法四

敷脐药物：阳起石、香附、蛇床子、韭子各 3 克，土狗（去翅去足煅）、大枫子（去壳）、元寸、硫黄各 1.5 克。

治疗方法：上药共研为细末，炼蜜为丸如指顶大。同床前 1 小时以油纸护贴肚脐上，外用绢带固定，房事毕即去药。

具体功用：用于治疗阳痿临事不举者。

5 疗法五

敷脐药物：天雄、附子、川乌各 6 克，桂枝、官桂、桂心、细辛、干姜、川椒各 50 克。

治疗方法：共切片，用麻油浸（春天浸 5 天，夏天浸 3 天，秋天浸 7 天，冬天浸 10 天），煎熬后去渣，过滤净后再煎，然后徐徐下黄丹不住手搅，滴水不散为度，摊膏贴敷。临证，加鸦片少许于膏上，贴脐中及丹田处。

具体功用：用于治疗肾阳虚衰之阳痿。

6 疗法六

敷脐药物：床子、五味子各 60 克，元寸 3 克，冰片 10 克。

治疗方法：共研细粉，取药粉 1 克，用适量的凡士林调和成膏，涂在软塑料纸或纱布上，贴于脐中，外用胶布固定。每天换药 1 次，一个星期为 1 疗程，休息 5 天。再行第 2 疗程。注意不可久用，以防产生耐药性，用药不要超过 2 个疗程。起效后要节制房事，并口服补肾强精药，以巩固疗效。

具体功用：用于治疗虚证阳痿。

7 疗法七

敷脐药物：小茴香、炮姜各 5 克。

治疗方法：共研末，加食盐少

许；用少许人乳（或用蜂蜜或鸡血代）调和。敷肚脐，外用胶布贴紧，6天左右换1次药。若见早泄遗精者加龙骨、五倍子各4克，以收涩止泄。

具体功用：用于治疗尿潴留阳痿不举。

8 疗法八

敷脐药物：葱白10根。

治疗方法：葱白捣成糊，稍加热填脐中，4次用完。每日早晚各1次。

具体功用：用于治疗寒邪所致之阳痿。

9 疗法九

敷脐药物：炙黄芪、五味子各6克，硫黄3克，元寸0.3克，穿山甲2片，大附子1个。

治疗方法：共为细末，放入250毫升白酒中，微火煮干，取出捣烂成膏。临证，将元寸放入脐中，将药贴在脐中，包扎固定。3天取下，间隔10天贴药1次。

具体功用：用于治疗虚证阳痿。

10 疗法十

敷脐药物：蛇床子、菟丝子各10克，淫羊藿15克。

治疗方法：诸药共为细末，取

6克加食盐少许，用人乳汁或羊乳汁调成糊状，敷于肚脐，外用胶布固定。用热水袋熨之约30分钟，每晚1次。2天换药1次药。

具体功用：用于治疗命门火衰之阳痿。

早泄的敷脐疗法

敷脐药物：露蜂房、白芷各10克。

治疗方法：上药共研细末，用醋调成面团状，临睡前敷脐上，外用纱布敷盖，以胶布固定，每日或隔日1次，3～5次为1疗程。注意在治疗过程中如果出现皮肤过敏，应暂缓使用；如出现皮肤溃疡或应用一周以上仍无效者，应停止敷脐，改用其他疗法。在应用本疗法加用热敷或灸法时，要注意保持适宜的温度，防止烫伤。如见脐眼感染者，应立即停止敷脐，先控制感染。小儿应用本疗法时，宜以绷带、纱布等固定，防止药物脱落。此法收效慢，可配合服药、针灸、推拿等，以提高疗效。

具体功用：用于治疗早泄。

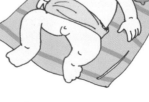

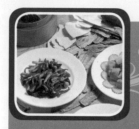

灌肠疗法

> 灌肠疗法在临床实践中有着广泛的应用，在治疗泌尿系统疾病方面能够收到良好的疗效。

灌肠疗法以药液或掺入散剂灌肠，以化瘀、理气、泻毒等，是适用于肠痹、肾绝、肛门病变等的一种治疗方法。

据研究，中药灌肠在吸收速度、显效速度上比片、丸、栓、汤剂均快，达峰浓度较高，达峰时间较短，在临床实践中有着极为广泛的应用。

前列腺炎的灌肠疗法

1 疗法一

灌肠药物：白花蛇舌草、半枝莲、土茯苓、黄柏、红藤各30克。

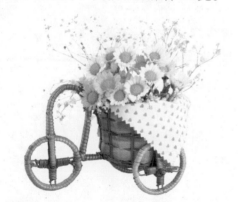

治疗方法：上药共水煎成150～200毫升，每晚睡前温热灌肠（35～40℃），灌肠后慢行或站立30～60分钟，然后平卧保留。

具体功用：用于前列腺炎。

2 疗法二

灌肠药物：红花20克，野菊花、重楼、三棱、桃仁各25克，大黄、金银花各30克。

治疗方法：每晚入睡前1剂，水煎。用200毫升的药液保留灌肠，每日灌肠1次，15次为1疗程，每个疗程间歇3天。亦可配合中药进行治疗。

具体功用：用于慢性前列腺炎。

3 疗法三

灌肠药物：蒲公英、王不留行、枸杞子、败酱草各50克，当归、仙茅各20克，元胡、赤芍各25克，甲珠、木香各10克，丹皮15克，淫羊

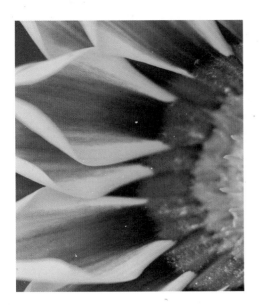

藿、土茯苓各 30 克。

治疗方法：上药加水适量，水煎 2 遍，每遍滤出药液各 100 毫升，混合后用纱布过滤备用。用时将药液稍微加温，用 100 毫升注射器抽药液 100 毫升，安上导尿管，前端沾润滑剂，插入肛门 5 ~ 8 厘米，将药液注入直肠。注药后嘱患者收缩肛门 30 次，胸膝卧位 15 ~ 30 分钟，每日 2 次。

具体功用：用于前列腺炎。

4 疗法四

灌肠药物：桃仁 12 克，赤芍、大黄各 20 克，丹参、土茯苓各 30 克。

治疗方法：水煎浓缩至 60 ~ 120 毫升，保留灌肠，每日 2 次。

具体功用：用于急、慢性前列腺炎。

5 疗法五

灌肠药物：金银花、野菊花、蒲公英、紫花地丁各 15 克，紫背天葵子 6 克。

治疗方法：上药水煎去渣，保留灌肠 100 毫升，每日 1 次。

具体功用：用于急、慢性前列腺炎。

6 疗法六

灌肠药物：赤芍、丹参各 30 克，蒲公英 15 克，桂枝、黄柏各 9 克。

治疗方法：上药浓煎 100 毫升，约至 30 ~ 40℃，每晚保留灌肠。

具体功用：用于慢性前列腺炎。

7 疗法七

灌肠药物：红花、大黄、川椒各 20 克，白头翁、王不留行、丹皮、

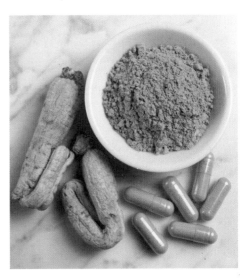

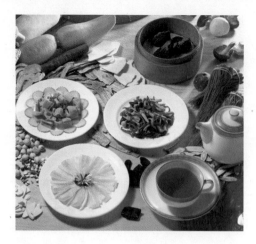

野菊花各 30 克, 黄柏 40 克。

治疗方法: 上药水煎 2 次, 合并 2 次煎液, 过滤浓缩至 500 毫升。每次 100 毫升, 每日 1 次保留灌肠。药温在 39 ～ 41℃。

具体功用: 用于慢性前列腺炎。

8 疗法八

灌肠药物: 蛭 6 克, 六一散 20 克, 知母 10 克, 瞿麦 15 克, 大黄 10 克, 黄柏 10 克, 虻虫 9 克, 桃仁 16 克。

治疗方法: 若患者病程较久者加山药 15 克、山萸肉 10 克、生熟地黄各 10 克、丹参 10 克、黄芪 10 克、赤芍 10 克、肉桂 9 克。善后可用桃仁 12 克、赤芍 20 克、丹参 30 克、大黄 20 克、黄芪 30 克, 水煎浓缩至 60 毫升, 每日 2 次, 低压保留灌肠, 药温宜在 30℃ 左右。一般连用 1 周。

具体功用: 用于慢性前列腺炎。

9 疗法九

灌肠药物: 蒲公英、地锦草、地丁各 30 克, 白茅根、石苇各 20 克, 皂刺 12 克, 穿山甲 9 克。

治疗方法: 上药水煎成 150 毫升保留灌肠, 药温 40℃ 左右, 每日 1 剂, 连用 1 月。

具体功用: 用于前列腺炎。

10 疗法十

灌肠药物: 车前子 15 克, 虎杖 30 克, 地龙 15 克, 木通 10 克, 黄芪 10 克, 穿山甲 10 克, 乌药 10 克, 女贞子 10 克, 金樱子 10 克, 王不留行 10 克, 甘草 6 克。

治疗方法: 将上药按常规煎药法煎 2 遍, 将 2 次药汁去渣混合, 浓缩至 100 毫升, 备用。患者膝胸卧位, 将导尿管前端(涂液体石蜡油做润滑剂)插入肛内 10 厘米左右。用 100 厘米注射器吸取药液, 药温保持 39 ～ 40℃, 连接导尿管, 将药液缓慢注入肛门内, 2 分钟左右拔出导尿管。要求患者做 30 次提肛运动, 卧床休息 1 ～ 2 小时, 每日灌注 1 次, 15 次为 1 疗程。

具体功用: 用于慢性前列腺炎。

早泄的灌肠疗法

灌肠药物：甲珠、木香各10克，丹皮15克，当归、仙茅各20克，元胡、赤芍各25克，仙灵脾、桑螵蛸各30克，枸杞子、王不留行、生龙骨、生牡蛎、生芡实各50克。

治疗方法：共煎2遍，取药液200毫升，每次用药液100毫升，灌入直肠内，保留半小时左右。

具体功用：用于早泄。

膀胱癌的灌肠疗法

灌肠药物：10%鸦胆子油乳注射液10～30毫升加入250毫升0.9%氯化钠注射液。

治疗方法：用10%鸦胆子油乳注射液10～30毫升加入250毫升0.9%氯化钠注射液中稀释后静滴，每日1次，1个月为1疗程。

具体功用：用于膀胱癌的辅助治疗。

尿毒症的灌肠疗法

灌肠药物：芒硝、生大黄、煅牡蛎、蒲公英、生黄芪、仙灵脾、附子、肉桂各适量。

治疗方法：对湿热壅盛、浊阴弥漫者，给予芒硝、生大黄、蒲公英、煅牡蛎各30克，加水煎至150～200毫升，冷却至37℃左右时快速灌肠，保留1～2小时；对湿浊壅盛、脾肾气虚者，给予生黄芪、煅牡蛎、仙灵脾、生大黄各30克，煎汁后用输液管缓缓滴入肠道内，尽量保留1～2小时；对脾肾阴虚、浊阴弥漫者，给予肉桂、附子、煅牡蛎、生大黄各适量，煎汁后缓缓滴入肠道内，并保留1～2小时。每日灌肠1次，4周为1疗程，治疗结束后判断疗效。结果表明，氮质血症期患者疗程结束后，其恶心、呕吐症状改善达96%，尿毒症早期症状改善达90%，而终末期尿毒症者改善仅为19%。氮质血症及早期尿毒症者治疗前后的血肌酐、血尿素氮差异很显著。

具体功用：用于尿毒症的辅助治疗。

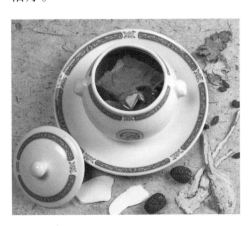

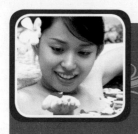

熏洗疗法

熏洗疗法是指将中药煎汤，趁热熏洗患处的方法。具有开泄腠理、通调气血、祛风除湿、消肿止痛、清热解毒、疏风止痒等功效，可用于治疗多种泌尿系统疾病。

熏洗疗法是指利用药物煎汤趁热在皮肤或患处进行熏蒸、淋洗的治疗方法（一般先用药汤蒸汽熏蒸，待药液温度适宜时再淋洗）。此疗法是借助药力和热力，通过皮肤、黏膜作用于机体，促使腠理疏通、气血流畅、脉络调和，从而达到预防和治疗疾病的目的。

长期实践证明，熏洗疗法对于多种泌尿系统疾病都有着良好的疗效，因此在临床中得到了广泛的应用。

前列腺炎的熏洗疗法

1 疗法一

熏洗药物：苦参、野菊花、马齿苋、败酱草各30克，延胡索15克，当归12克，槟榔10克。

治疗方法：水煎成 1000～2000 毫升，熏洗坐浴半小时左右，每晚 1 次。

具体功用：用于前列腺炎。

2 疗法二

熏洗药物：龙胆草、黑山栀、黄芩、萆薢、黄柏、生地、土茯苓、车前草各12克。

治疗方法：水煎后熏洗会阴部，每日 2 次。

具体功用：用于前列腺炎。

3 疗法三

熏洗药物：红花9克，银花15克，蒲公英、车前草各30克，粉萆薢18克。

治疗方法：上药水煎，坐浴熏洗。每次半小时左右，每日 1 次。

具体功用：用于前列腺炎。

老年前列腺增生的熏洗疗法

熏洗药物：毛冬青、大黄、忍冬

藤各 30 克，红花 10 克，吴茱萸、泽兰各 15 克。

治疗方法：加水煎 1.5 升，先熏后坐浴，每日 1 次，每次 10 ~ 20 分钟。或者食醋 1 份加入热水 10 份，待水温适宜时坐浴半小时左右，每日 1 ~ 3 次，直至痊愈。

具体功用：用于老年前列腺增生。

肾炎的熏洗疗法

熏洗药物：合子草适量。

治疗方法：内服：煎汤，25 ~ 50 克。外用：捣敷或煎水熏洗。治肾炎水肿，腹水肿胀：合子草 25 ~ 50 克，煎服；也可用 200 ~ 250 克，煎汤熏洗。

具体功用：用于肾炎。

慢性睾丸炎的熏洗疗法

熏洗药物：泽兰、大黄各 12 ~ 15 克，黄药子、荔枝核、黄柏、元胡、皂角刺、穿山甲各 9 ~ 12 克。

治疗方法：加水煎煮，先熏后坐浴。

具体功用：用于慢性睾丸炎。

睾丸疼痛的熏洗疗法

1 疗法一

熏洗药物：白芷 30 克，苏木、蛇床子各 15 克，甘草 10 克。

治疗方法：上药加清水适量，煎沸后，将药液倒入沐盆内，待水温 40℃左右时先熏洗患处，然后沐足 20 分钟，每日 2 ~ 3 次。

具体功用：用于慢性睾丸炎。

2 疗法二

熏洗药物：黄柏、黄芩、大黄、山栀、丹参、丹皮、威灵仙各 12 克，马齿苋、艾叶各 10 克。

治疗方法：上药加清水适量，煎沸后，将药液倒入沐盆内，待水温为 40℃左右时，先趁热熏洗外阴，然后沐足，每次 20 分钟，每日 2 ~ 3 次。

具体功用：用于睾丸炎、附睾炎。

3 疗法三

熏洗药物：七叶一枝花 20 克，

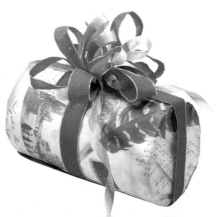

红花 10 克，制乳香、没药各 15 克。

治疗方法：将上药放入锅内煮沸后，待温度适宜，嘱患者先趁热熏洗患处，然后沐足，每次 20 分钟，每日 2 次。

具体功用：清热利湿，用于湿热型睾丸痛。

阴道炎的熏洗疗法

1 疗法一

熏洗药物：五倍子 10 克，石榴皮 15 克，蛇床子 15 克，白鲜皮 15 克，黄柏 30 克，枯矾 30 克。

治疗方法：用水煎汤，先熏蒸外阴部，温后洗阴道或外阴。

具体功用：用于滴虫性阴道炎。

2 疗法二

熏洗药物：金银花 30 克，红花 30 克，五倍子 30 克，生百部 50 克，鹤虱 30 克，川黄连 15 克。

治疗方法：水煎煮 2 次，合并 2 次煎汤，先熏后洗患处。每天 2 次，每次 15 ~ 30 分钟。

具体功用：用于阴道炎。

3 疗法三

熏洗药物：黑面神、苦参各 30 克，大飞扬 15 克，细叶香薷 15 克，地肤子 15 克，蛇床子 20 克。

治疗方法：水煎沸后，煎汤倒入盆中，先熏后洗患处，每天 2 次。连熏洗至病愈。

具体功用：用于阴道炎。

子宫颈糜烂的熏洗疗法

熏洗药物：蛇床子 30 克，白鲜皮 30 克，椿根皮 30 克，苦参 30 克，枯矾 30 克，黄柏 20 克。

治疗方法：用水煎汤。取煎汤先熏后洗、坐浴。每天 2 次，每次 15 ~ 30 分钟。

具体功用：用于子宫颈糜烂。

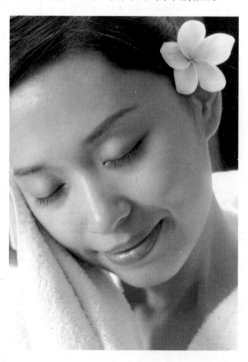

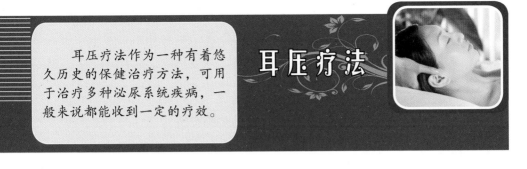

耳压疗法

耳压疗法作为一种有着悠久历史的保健治疗方法，可用于治疗多种泌尿系统疾病，一般来说都能收到一定的疗效。

耳压疗法简介

耳压疗法就是通过在耳壳上按压治疗疾病的方法。根据经络学说可知，人体的十二经络与耳部有着密切联系。因此，当人体发生疾病时，耳壳的相应区域便出现一定的反应点。耳压疗法就是通过按压这些反应点达到治疗疾病的目的。本法具有应用范围广泛、奏效迅速、不良反应较小等特点。

耳针手法受到了耳针界的高度重视，被视为提高疗效的三要素之一。耳压疗法也要讲究手法，也存在着得

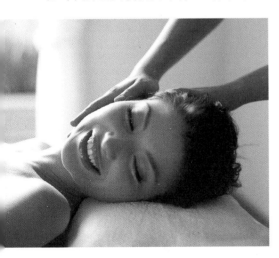

气和气至病所的问题。临床操作时，根据不同患者、不同病症，按虚、实、寒、热对各耳穴施术，一般都能得气和气至病所的。

通常情况下，虚证、老、弱、孕妇、儿童施以点压手法或轻揉按摩手法，实证、年轻力壮者常施以直压或对压手法。需补的耳穴用点压手法或轻揉按摩手法，应泻的耳穴用直压或对压手法。

1 直压手法

术者以指尖垂直按压穴丸，直至患者产生胀痛感。持续按压 20 ～ 30 秒，间隔少许，重复按压，每穴按压 4 ～ 6 次。施术完毕，嘱患者如法每天按压 3 ～ 5 次，此法仍属泻法，也是一种强刺激手法，刺激强度弱于对压手法。其适应证与对压手法相同。有些耳穴难以用对压手法，如下脚端（交感）、艇角（前列腺）、大肠等穴，一般用泻法时多用直压手法。耳

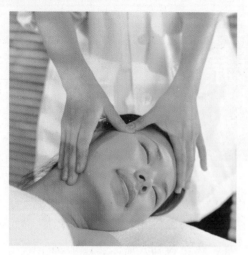

甲腔、耳甲艇的穴位也常用直压手法。

2 对压手法

术者用示、拇指置于患者耳郭的正面和背面，相对压迫贴于耳穴上的丸，直至患者出现沉重、胀痛感。此时，术者的示、拇指可边压边左右移动或作圆形移动，寻找痛胀较明显的部位。找到敏感点之后持续压迫 20～30 秒。也可在耳郭前面和背面相对贴压 2 个丸进行对压，则刺激更强烈。将全部耳穴如法对压完毕后，嘱患者每天反复按压 3～5 次。本法属泻法，是一种强制刺激手法。对于实证、年轻力壮者，躯体疼痛、内脏痉挛性疼痛及急性炎症有较好的消炎镇痛作用。

3 点压手法

术者用指尖一压一松，间断地按压耳穴，每次间隔 0.5 秒。本法不宜用力过大，以患者略感沉重刺痛为度。视其体质、病症和术者要求，每穴每次可点压 27 下。本法属补法，是一种弱刺激手法，适用于各种慢性病、虚证，如失眠、神经衰弱、心悸、头昏等。

4 轻柔按摩手法

用指腹轻轻将压贴的穴丸压实（贴牢，以不损伤皮肤为原则），然后按顺时针方向带动穴丸皮肤旋转，以患者有胀、酸感或轻微刺痛为度。一般每穴轻擦按摩 27 次。此法属于补法，具有补虚的作用。适用于久病体弱，耳穴过敏及老年患者。

施行耳压疗法时有下列禁忌证与注意事项：

（1）注意胶布不能潮湿，按压不能过度用力，以不损伤皮肤为度，以免引起皮肤发炎。

（2）夏季汗多，宜勤换胶布；对胶布过敏者忌用。冬季有冻疮及耳郭炎症者不宜贴敷。

（3）定时按压比不定时按压效果好，耳压后有酸麻、胀痛、灼热感者效果好。

（4）对疲劳、过度饥饿、精神高度紧张、年老体弱者按压宜轻，急性疼痛宜采用重手法，强刺激，一般患者宜中度刺激，孕妇可给予轻度刺激。习惯性流产者慎用。

（5）对扭伤和肢体活动障碍的患者，压耳时应嘱咐患者适当活动患部，以增强疗效。如肩周炎患者在压耳时可活动肩关节。

（6）根据不同的疾病采用相应的体位。如冠心病取正坐位，胆石症取右侧卧位，泌尿系结石取病侧在上方的侧卧位等。

（7）如果某些疾病在治疗时急性发作，如胆石症、泌尿系结石产生的绞痛，心律失常的急性发作等，要及时采取应急措施。

（8）配合药物及其他疗法治疗时应慎重，以免治疗重叠，产生拮抗作用。

（9）治疗期间不能服镇静药。

（10）复诊治疗前取掉粘有压丸的胶布，清洗耳郭，表皮溃烂或局疗肿胀者涂擦紫药水，已感染者及时对症处理。

功能性尿潴留的耳压疗法

治疗穴位：肾上腺、大肠、直肠下段等耳穴。

操作手法：先用手在耳穴敏感点按揉，直至排尿，然后将油菜籽放在敏感点上固定，每天按揉2次，待小便排尽后放手，一般3天为1个疗程。

治疗效果：用于治疗功能性尿潴留。

遗尿的耳压疗法

1 疗法一

治疗穴位：肾、膀胱、胃、脾、心、神门、脑点等耳穴。

操作手法：将王不留行籽贴压在穴位上，嘱家长每天按压3次，每次按5分钟，注意睡前要按1次。每次单侧，6天交换。

治疗效果：用于治疗遗尿。

2 疗法二

治疗穴位：膀胱、肾、脑点、尿道、兴奋点、内分泌等耳穴，均取双侧。

操作手法：将王不留行籽贴压在穴位上，每天按压2～3次，每次按压3～4次，以出现酸痛感为度。3天1换。

治疗效果：用于治疗遗尿。

3 疗法三

治疗穴位：膀胱、尿道、肾等耳穴。

操作手法：将王不留行籽贴压在穴位上，两耳同贴，用指梢按压，每周2次，10次为1个疗程。

治疗效果：用于治疗遗尿。

4 疗法四

治疗穴位：膀胱、脑点、支点、肾、兴奋点等耳穴，配穴取肺、脾、三焦等耳穴。

操作手法：将王不留行籽贴压在穴位上，双耳交替，2～3天1次，5次为1个疗程。一般治1～3个疗程。

治疗效果：用于治疗遗尿。

阳痿的耳压疗法

治疗穴位：外生殖器、睾丸、肾、内分泌、心等耳穴。

操作手法：取王不留行籽，置于剪好的胶布中央，贴于上选穴位，之后每日按压15次，每次轻按1分钟。如此连续施治。

治疗效果：用于治疗阳痿、肾阳虚损、命门火衰型。

急性肾小球肾炎的耳压疗法

治疗穴位：耳穴肾、肾俞、输尿管、膀胱及交感、神门、三焦、肾上腺、内分泌。

操作手法：将粘有王不留行籽的胶布贴于所选耳穴上，隔日换1次，左右交替，每天用同侧手按捏十几次，每次4分钟左右，3次为1疗程。

治疗效果：用于治疗急性肾炎水肿。

泌尿系结石病的耳压疗法

治疗穴位：肾上腺、肾、输尿管、三焦、膀胱、交感、神门、皮质下、内分泌、脾、胃等耳穴。

操作手法：首先用75%酒精棉球擦拭耳朵，将准备好的粘有王不留行籽的胶布分别贴在肾、膀胱、输尿管、交感、神门、三焦、肾上腺、皮质下、内分泌、脾、胃等耳穴。用强刺激泻法按压各穴，以患者能承受为度。每次每穴不少于2分钟，每日4～5次。每次贴单耳，每隔3天换一侧，10次为1疗程，疗程间休息1周。在治疗过程中多饮水，多做跳跃运动，以提高治疗效果。

治疗效果：用于治疗泌尿系结石病。

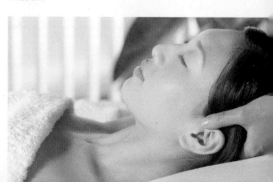

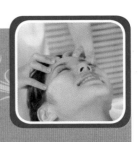

点穴疗法

点穴疗法属于我国古老的治疗疾病方法之一，它是广大劳动人民在长期同疾病做斗争中积累起来的宝贵经验，可用于治疗多种泌尿系统疾病。

点穴疗法是治疗疾病的一种方法。既不用药物，又不用工具，术者仅凭双手在患者的体表穴位上以一定的手法操作，就能达到治疗疾病的目的。

长期实践证明，点穴疗法对于多种泌尿系统疾病都有着良好的疗效，因此在临床之中得到了广泛的应用。首先针对点穴疗法作一简单介绍，以便读者对该疗法有一个大概的了解。

点穴的手法分为平揉法、压放

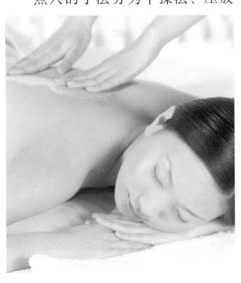

法、经络循按法、皮肤点打法等基本操作手法。此外，还有头部推运法、四肢摇运法、背部循压法等及其他辅助手法。现介绍一下平揉法以供读者参考：平揉法是指平而揉之之意。所谓平，即是指要保持适当的水平而不能偏斜。"揉"则是按劲和摩劲两者互相结合的动作。按劲是指用力按住肌肉不动，摩劲是指轻轻地摩擦着皮肤；不动为静属阴，不停为动属阳。因此揉具有调节阴阳的作用。

平揉法的具体操作手法是：术者的中指端点按在患者的穴位上，继以拇指端抵中指内侧第一指关节，再以示指与无名指紧紧压在中指第一指关节的外侧，形成辅助中指之势以便中指进行操作。然后，用中指端在穴位上，结合按劲和摩劲，作圆卷形的平揉。因而，揉的指端面，应陷入穴位皮肤之下，这样揉动的时候就可以不离开皮肤。平揉1个圆圈为1次，一般以 50～100 次为标准。而次数的

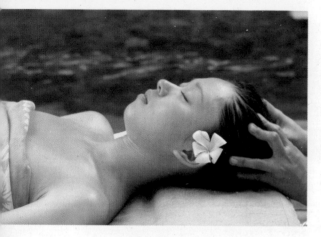

增减应根据病情来决定。

平揉法的揉转，虽然是在穴位上操作，但由于连续平揉的刺激，在穴位组织中，也引起酸麻或酸困等感觉，能使穴位组织发生变化，引起生理上的机能调节，以此达到治疗疾病的目的。同时，不论揉得是快还是慢都会直接促进血液的循环。由此可知，平揉法在整个点穴中是非常重要的。

手法的轻重则要根据患者身体的胖瘦、患病的新久而定。身体瘦弱和病情长者，用轻手法；身体肥壮和新病者，用重手法。但有时肥壮者也可用轻手法，瘦弱者也可用重手法。这样的变化方法，是根据患者的具体情况而灵活决定的。

（1）平揉法的应用：在临床上，不论用补法，还是用泻法，或是用平补平泻法，必须配合手法的轻重，揉转速度的快慢，并结合病势的轻重缓

急、患者体质的强弱以及性别年龄等不同因素，灵活掌握，随机应变。

（2）平揉法的作用：平揉在穴位上所起的作用，改变了气血在经脉中的循行现状，是使经络的本属得到调整，使人体的生理机能产生一种新的变化，从而对相关的表里脏腑产生影响。总的来说，平揉是调节阴阳不平衡现象，能补虚，能泻实，可升，可降，消积，除满，具有推陈致新等作用，是主要的点穴手法。

（3）左右平揉的标准：向左平揉还是向右平揉，是根据患者的位置来决定的。揉患者的左侧或右侧穴位时，不论是阳经还是阴经的穴，从右往左向上揉转，谓之向左平揉。相反，从左往右向上揉转谓之向右平揉。

（4）左右平揉与补泻：运用左右平揉的补泻方法，可更有效地调节患者体内的阴阳不平衡现象。这是根据十四经，在人体循行起止关系，及左阳右阴升降问题，结合具体的操作方法进行迎随补泻。这里所说的平揉补泻是以男性为例。如果对女性用平揉补泻手法时，则左右相反。即男性向左平揉为补，女性则向右平揉为补；男性向右平揉为泻，女性则向左平揉为泻。

（5）平揉法在临床应用上极为

广泛，一般疾病都可选用。在手法配合上，常与压放法配合使用，也可与其他手法配合使用。在操作上，单手中指可以揉，双手中指也可以揉；向左平揉也可，向右平揉也可，由术者自己掌握。如果对于某一种病不见效或收效不大时，即可选用平揉补泻方法。

此外，施行点穴时有下列禁忌证与注意事项：

（1）患者精神极度紧张或极度疲劳的时候，应先休息半小时左右。这样，就可缓解紧张，消除疲劳，有利于增进疗效。

（2）在患者饭后和饭前，不能用重手法。否则，容易使患者趋于疲劳。饭后点穴，须相隔半小时左右方可进行。

（3）患者过饥过饱时不宜点穴，否则对健康有害。

（4）患者在愤怒、惊恐时，禁忌点穴。

（5）凡是远路而来的患者，须休息 15 分钟再给予点穴。遇到特殊情况时则可以灵活运用。

小便频数的点穴疗法

治疗穴位：太渊、气海、命门、肾俞、行间等。

操作手法：虚证，取太渊、气海穴，如小便抑制不住，则多用点打法，补命门、肾俞等穴。手法宜轻而快。实证，泻行间、列缺穴，泻中极、阴陵泉。每穴平揉、压放各 100 次。减去点打法，手法要重而慢。

治疗效果：成人患者，治疗 1 ~ 2 次即见效，5 次可减轻。小儿患者，6 次左右可治愈。

遗尿的点穴疗法

治疗穴位：气海、太渊、命门、肾俞、三阴交、关元等。

操作手法：一般尿床，取三阴交

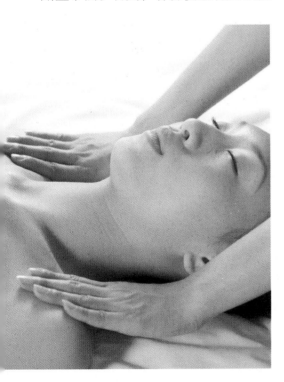

115

穴。安睡，取关元、气海穴，用补法。气虚者，取太渊、气海、命门、肾俞等穴，都用补法。由上而下进行点穴。每穴平揉、压放、点打各50～100次。

治疗效果：一般点穴10次左右可治愈。

如果患者是小儿，在治疗中必须注意如下几点：

（1）禁看恐怖电影与戏剧，不要过度贪玩。

（2）晚上忌食流食，临睡前不要喝凉水，或吃凉的食物。

（3）睡后2小时左右，应唤醒小儿小便1次。

早泄的点穴疗法

1 疗法一

治疗穴位：上星、百会、通天、肩井、中府、神门、劳宫。

操作手法：患者取坐式，闭目放松，取上星、百会、通天、肩井、中府、神门、劳宫等穴，采用按、点、拿、揉、振颤等手法，每次治疗半小时左右。

治疗效果：用于治疗早泄。

2 疗法二

治疗穴位：中脘、气海、关元、中极、天枢、足三里、三阴交、涌泉。

操作手法：患者取仰卧式，闭目，放松全身。取中脘、气海、关元、中极、天枢、足三里、三阴交、涌泉等穴。采取点揉、点按、搓拿、点切等手法。每次治疗半小时左右，每周5次，1个月为1疗程。

治疗效果：用于治疗早泄。

3 疗法三

治疗穴位：三阴交。

操作手法：轮流点按两侧三阴交穴，点按时做收腹提肛动作。每次治疗半小时左右，每日1～2次。

治疗效果：用于治疗早泄。

4 疗法四

治疗穴位：心俞、肝俞、肾俞、命门、阳关、环跳、昆仑、委中。

操作手法：患者取俯卧式，腰带松开，闭目，全身放松。取心俞、肝

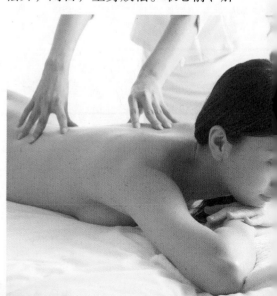

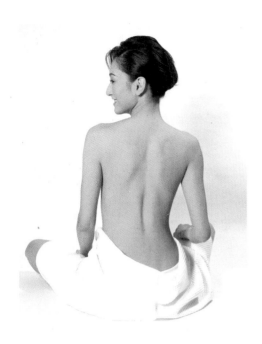

俞、肾俞、命门、阳关、环跳、昆仑、委中等穴。采用按、点、拍打、揉搓、振颤等手法。每日治疗半小时左右，每周 5 次，坚持治疗 1 个月。

治疗效果：用于治疗早泄。

阳痿的点穴疗法

1 瘀血阻窍型

治疗穴位：内关、合谷、后溪、膻中、气海、足三里、三阴交、太冲。

操作手法：患者取坐位或仰卧位，采用点、按、揉、捏、掐等法。

治疗效果：点揉内关，掐、捏合谷、后溪穴有宁心安神，行气活血之效。点按膻中、气海、足三里穴益气活

血。掐太冲、点揉三阴交穴行气止痛。

2 寒滞肝脉型

治疗穴位：关元、气海、章门、曲骨、太冲、天枢、三阴交。

操作手法：点按法，每穴 1 分钟，用补法。

治疗效果：点按关元、气海穴有助于振奋阳气。点按章门、太冲肝经俞穴可理气疏肝，祛除寒邪。点揉曲骨穴补肾阳，治阳痿，亦治阴茎、阴囊冷痛。点揉天枢穴以治寒邪之腹痛。

3 命门火衰型

治疗穴位：肾俞、腰阳关、命门、关元、会阴。

操作手法：点按法、摩法、揉搓法。每穴 1 分钟。

治疗效果：点按肾俞、腰阳关，横搓命门，以腹部有温热感为度，有补益肾阳，温壮元阳之功效。点按关元，以温补下元，固摄精气。揉按会

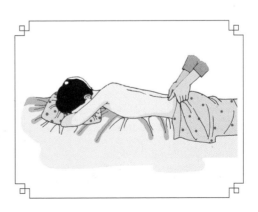

阴穴可使气血聚于阴部,有壮阳之功。

4 湿热下注型

治疗穴位:大肠俞、膀胱俞、胆俞、天枢、中极、关元、丰隆、足三里。

操作手法:点按法、揉法、提拿法。每穴1分钟。

治疗效果:点按大肠俞、膀胱俞、胆俞穴以通调脏腑,泻热除湿。点按天枢、中极、关元穴以调和肠胃,有利三焦穴升降气机。提拿丰隆、足三里穴以清利湿浊,健脾养胃,水湿得以正常运化。

5 惊恐伤肾型

治疗穴位:肾俞、内关、大陵、少府、神门、太冲、太溪。

操作手法:点按法、揉法、一指托天法。

治疗效果:点按肾俞穴,以滋补肾阳。点按内关、大陵、少府、神门穴以安神宁心。一指托天法有升阳固脱作用。点揉肝经之太冲穴,能使阴茎硬度足;点揉肾经之太溪穴可益肾固精。

6 心脾两虚型

治疗穴位:心俞、脾俞、关元、气海、足三里。

操作手法:点按法、揉法,均用补法。每穴1分钟。

治疗效果:点按揉心俞、脾俞穴以促生化之源。关元、气海穴补益下焦元气,足三里穴调和营血、补中益气。

前列腺炎的点穴疗法

治疗穴位:肾俞、命门。(肾俞在腰部第2腰椎棘突下凹陷外侧1.5寸,命门穴在腰部正中线第2腰椎棘突下凹陷处)

操作手法:取坐位,点按肾俞穴3分钟,双手掌横擦命门穴至温热感1分钟。

治疗效果:用于治疗前列腺炎。

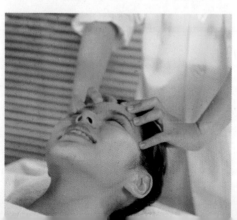

健康小卫士

尿路感染急性发作期应大量饮水,最好1日在2000毫升以上;在慢性期或缓解期最好能每日早起空腹饮水500毫升,在夏秋季天热出汗多时,还需增加饮水量,每日尿量在1500~2000毫升。注意并发肾炎及水肿少尿、血压增高者则不宜饮水过多。

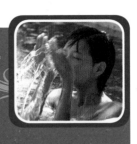

沐浴疗法

沐浴疗法作为一种历史悠久的保健治疗方法，可用于治疗多种泌尿系统疾病，并且都能收到显著的疗效。

沐浴疗法简介

沐浴疗法有冷水浴、温水浴、热水浴、药水浴等多种方式。

1　冷水浴

取井水、未污染的湖水、江河水或池塘水，倒入浴池或大桶中沐浴。也可直接到江河、湖泊、池塘中去沐浴。沐浴时间可根据个人体质和病情而定，如水温很低，一般每次2～3分钟即可，时间不宜过长。沐浴后

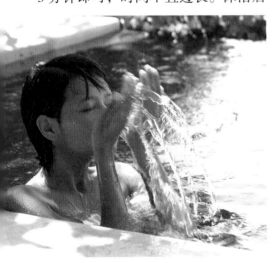

用毛巾擦干身体，穿好衣服，注意不要受凉。

2　热水浴

取热水倒入浴池或浴盆内，测量水温，根据个人的耐受程度和病情需要，使水温保持在40～50℃，每次沐浴半小时左右。也可每次沐浴8～10分钟，出水晾3～5分钟，再跳进热水中沐浴。沐浴后在温暖清爽的室内将身体用干毛巾擦干或晾干，待无汗时再穿衣服。

3　温水浴

将热水倒入浴池或浴盆内，测量水温，使水温保持在34～36℃的范围内。在盛夏季节，如果湖泊、池塘和小溪的水温符合这个标准，也可直接到这些地方沐浴。每次沐浴50分钟左右。沐浴完毕，在温暖清爽的地方晾干或擦干身体，然后穿好衣服。

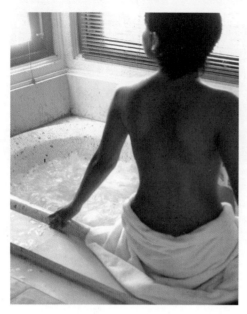

4 药水浴

将病情诊断清楚之后，根据需要选定药物。将药物加工制备药水，如盐水、苏打水、松脂水、白矾水、过锰酸钾水、硫磺水、中草药煎液等。用水稀释成合适的浓度，并加热至需要的温度，注入浴盆内，每次沐浴20分钟左右。沐浴完毕再用温清水冲洗，用干毛巾拭干身体后穿好衣服。

禁忌证与注意事项

1 禁忌证

（1）刀斧所伤、恐水症、皮肤破损出血及内脏出血者，禁用此法。

（2）呼吸衰竭、心力衰竭、肾功能衰竭及所有需要卧床休息的疾病患者，均不宜用沐浴疗法。

2 注意事项

（1）根据病情需要选择合适的沐浴方法。如果该用冷水浴的，反用热水浴，这样不仅不会使病情好转，反而会加重病情。

（2）用冷水或热水沐浴之前测量水温，并试着下水，避免寒冷或烫伤。

（3）用药水沐浴时，要针对病情用药。腐蚀性和对皮肤有刺激性的药物应避免使用。同时注意水温，过热过冷均不适宜。

（4）儿童、老年人和病情较重的患者，沐浴时一定要有人在旁边护理，避免烫伤、受凉或溺水。

临床实践证明，沐浴疗法对于多种泌尿系统疾病都有着显著疗效，现在将几种常见泌尿系统疾病的沐浴疗法列举如下，以供参考。

尿闭的沐浴疗法

1 疗法一

沐浴取位：膀胱区。

操作手法：取花椒30克、桃枝

30克、木通30克、柳枝50克、明矾50克、葱白100克、灯芯15克，水煎汤，洗膀胱区。每天洗2～3次。

治疗效果：用于治疗尿闭。

② 疗法二

取位：尿道外口。

操作方法：用皂角120克、臭梧桐子120克，加水煎煮1个小时，加麝香1.5克冲入瓷瓶中，将瓷瓶口对准尿道外口，先熏后洗。若身无汗，可单用葱白1千克煎水浴身，务令汗出。

治疗效果：用于治疗气闭。

③ 疗法三

沐浴取位：全身。

操作手法：用柳枝、桃枝、花椒、木通、明矾各30克，灯芯草15克，葱白100克，水煎汤，待药汤降至40℃时沐浴。每天沐浴5次。

治疗效果：用于治疗热闭。

慢性肾炎的沐浴疗法

① 疗法一

沐浴取位：全身。

操作方法：取黄芪、防风、川断、桂枝、苍白术各60克，浮萍100克，忍冬藤150克，冬瓜皮150克，泽泻50克，水煎汤，沐浴。每天1～2次。

治疗效果：用于治疗慢性肾炎。

② 疗法二

沐浴取位：全身。

操作手法：取浮萍100克、防风60克、黄芪60克、狗脊60克、川断60克、泽泻45克、葫芦巴60克、忍冬藤100克、冬瓜皮100克、桂枝60克、苍白术各60克，水煎汤，用热水浴法浴身，每天1次。

治疗效果：用于治疗慢性肾炎。

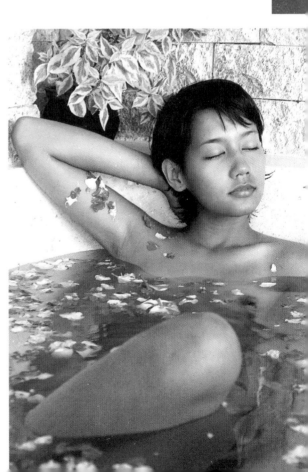

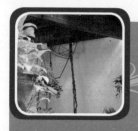

矿泉疗法

矿泉疗法作为一种近年来引起广泛关注的独特疗法，可用于治疗多种泌尿系统疾病，能有效地减少用药量及提高患者的生活质量。

矿泉疗法简介

矿泉疗法是指利用矿泉水的物理和化学综合作用，达到预防疾病和治疗疾病目的的一种疗法。

物理作用可分为温度和机械作用。温度作用即温度对皮肤、呼吸、心血管系统、胃肠功能、免疫机制等的有益刺激。机械作用是指浮力、静水压及矿泉水中液体微粒运动对皮肤的按摩作用。化学作用主要表现在矿泉水中的阴阳离子、游离气体、微量元素及放射性物质，不断地刺激体表及体内的感受器官，改善中枢神经的调节功能。这些综合作用促使大脑皮质逐渐形成正常协调的活动，抑制并逐渐消除机体的紊乱状况，从而能使多种慢性疾病得到缓解或痊愈。

矿泉的种类

可用于医疗保健的温泉有以下几种：

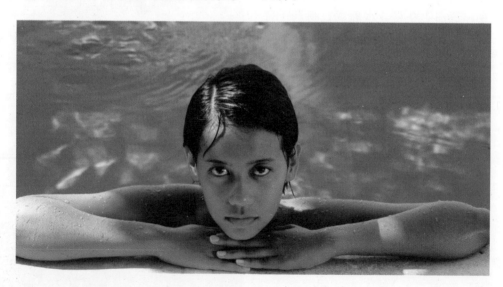

1 放射性泉

放射性泉中含有镭、氧，一般都有刺激作用，特别对细胞分裂旺盛的组织易起控制作用。此外，对贫血和骨骼疾患也有一定的疗效，还有增加白细胞的作用。

2 酸性泉

水中含有大量矿酸。需要注意浴用时一般只能浸泡 1～3 分钟。因其刺激性强，在腋窝等处易发生溃疡。用酸性泉洗浴可增加血液中白细胞、吞噬细胞的数量，并能增强血液杀菌的作用。

3 碳酸泉

一般是指含固体成分每升不足 1000 毫克，含游离二氧化碳每升在 1000 毫克以上的地热水。此水无色、透明，而且味道清爽。水温低时可促进毛细血管扩张、血压下降，对增强心脏功能有较好效果。作为饮水使用时能促进食欲、帮助消化。

4 碳酸土类泉

水中含固体和游离二氧化碳成分的总量在每升 1000 毫克以上。其主要成分阴离子是碳酸，阳离子是钙、镁。钙离子有消炎作用，除了可用于

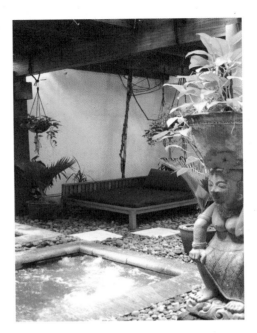

治疗皮肤黏膜炎症，还有降低血管内皮细胞通透性、兴奋神经的作用。另外泉水还可以饮用。

5 硫酸盐泉

是指含硫酸盐每升在 1000 毫克以上的地热水，常有苦味。依硫酸盐的种类可分为硫酸钠泉、石膏泉、苦味泉。饮用硫酸钠泉水可刺激胃肠黏膜，使之加速蠕动，可用于治疗便秘。长期饮用的话可诱发慢性肠炎。

4 重碳酸纳泉

水中含重碳酸钠每升 1000 毫克以上，泉水无色透明，味道可口。泉水可起到肥皂的作用，可使皮脂乳化，使皮肤显得光滑。而且在泉水中沐浴

123

后人体内的热量易放散，有清凉感，所以常被称为"冷水浴"。

7 明矾泉

泉水中主要含硫酸铝的硫酸离子和铝离子。该泉水对皮肤和黏膜有消炎作用，可用于治疗溃疡和湿疹。除了可用来沐浴之外，也可吸入或含漱使用。

8 铁 泉

地热水中含有重碳酸低铁，当泉水接触到空气时即可产生氧化铁，使水变成红色。地热水中的铁，多是以离子形式存在的，饮用后容易被人体吸收利用。吸收后的铁可供呼吸酶和血红蛋白利用，也可储存起来备用。

9 硫磺泉

水中主要含硫化氢。当硫的成分接触到皮肤后即变为硫化碱，它能溶解角质软化皮肤。硫磺泉可杀灭疥、

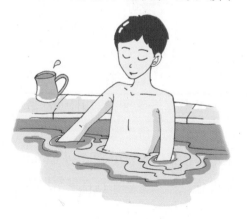

癣等皮肤病的寄生虫类。该泉水的扩张血管作用不仅对皮肤有效，对脑和心血管也有良好的效果。硫化氢作用于气管、支气管黏膜时可起到祛痰止咳的作用。所以有人称它为"祛痰浴水"。但要注意不可饮用。

10 食盐泉

是指食盐含量每升在1000毫克以上的地热水。依含盐量多少可分为弱盐泉、食盐泉、强盐泉，浴后会感到非常温暖。这是由于钠、钙、镁等的氯化物附着在皮肤上形成一个保温层，可阻止人体内的热量放散。食盐刺激皮肤可促使皮肤血管扩张，从而可加强体表血液循环，加速汗腺和皮脂腺的分泌以及促进胃肠蠕动。食盐泉对神经痛、风湿病和女性的冷感症也有一定疗效。

11 单纯泉

水温保持在25℃以上，水中的固体和游离二氧化碳成分含量在每升1000毫克以下。这种泉水主要靠热产生医疗作用，温水有加快物质代谢和镇痛的作用，对精神和神经系统疾患有一定疗效。如陕西临潼华清池、广东从化温泉、云南安宁温泉等均属此类。

矿泉疗法的分类

矿泉疗法又可分为沐浴疗法、饮用疗法、漱口疗法和喷雾吸入疗法等，下文将一一作介绍。

1 沐浴疗法

本法又分长浴法和短浴法两种。所谓长浴法，是指水温保持在35～37℃，每次入浴1～6小时或10小时以上。所谓短浴法，是在水温38～39℃时，每次入浴10～20分钟，或在水温42℃左右时，入浴几分钟即出浴，休息片刻，再入浴，反复2～3次；此外，还可分全身浸浴法、半身浸浴法、手浴法、足浴法等。

2 饮用疗法

根据不同疾病选择合适的矿泉及饮量，每天饮用1～2次。每天的饮量分小量（100～200毫升）、中量（300～400毫升）、大量（500～600毫升）、极量（700～1500毫升）。一般先从小量开始饮用。

3 漱口疗法

取温热泉水盛入杯中漱口，每天3次，每次含漱2分钟左右，漱后吐出即可。

4 喷雾吸入疗法

用一般喷雾器，患者张口对准喷射出的雾状泉水汽流，嘴离喷出口约10～15厘米，做深呼吸。每天吸入1～3次，或每隔2～3小时吸入1次，每次吸入10～15分钟。呼吸困难者，每次5分钟，10～15次为1个疗程。

禁忌证与注意事项

1 禁忌证

（1）严重急性消化道出血、严重水肿、重症高血压等。

（2）严重心脏病、心动过速、极度虚弱，恶性肿瘤、结核活动期、急性炎症期、女性妊娠、月经期、子宫出血等。

（3）各种原因导致的明显水肿、

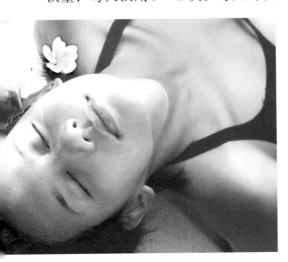

肝硬化合并腹水、慢性肾炎、各种热性病、严重呕吐者等。

 2 注意事项

（1）矿泉疗法是一项比较复杂的治疗。如选择矿泉浴疗时间、温度和饮水量，都要因人因病而异，绝不能把矿泉疗法看成一般的洗澡和饮水而草率行事，事前应经医生做全面检查，然后针对具体的情况选择合适的矿泉疗法。

（2）施用矿泉浴疗和饮疗初期（3～5天内），往往会在局部或全身出现一过性（一般数天）健康状态低下或病情加重的现象，称为矿泉反应。如局部症状主要有局部病灶疼痛加剧、活动受限、局部肿胀、局部发热等；全身症状主要有不快感、疲劳、精神不安、睡眠不良、眩晕、沉默、心悸、头昏、头痛以及偶尔发热、吐泻、皮疹、上呼吸道感染、哮喘发作等。矿泉反应强度和具体症状因泉质、泉温、患者的体质不同而有所差异。如选用硫化氢泉和硫酸盐泉进行温热浴时易出现风湿性疾病、慢性湿疹等，体质过敏者也易出现。反应症状轻微时，可服用或注射维生素C和肾上腺皮质激素；反应稍重可暂停几天矿泉治疗，如反应重或持续时间较长，则

不属矿泉反应，而是说明患者不适合采用此法而导致病情恶化，须及时停止施用矿泉疗法。

（3）到矿泉疗养地后，应先适当休息几天，再开始治疗。

（4）因为空腹入浴易引起虚脱、眩晕及恶心，故入浴前要进食，但不宜过饱。

（5）入浴前应消除恐惧心理，并及时排解大小便。

（6）用棉球塞住外耳道，防止泉水进入耳道引起中耳炎。

（7）应注意控制浴温及入浴时间，宜从较低温度到较高温度，从较短时间到较长时间。

（8）年老或心血管疾病患者，应先进行部分浴（1/2浴、3/4浴），再进行全身浴。因为一下子将全身浸入浴池，会使心脏负担突然加重，或使血压急剧升高，容易发生意外。

（9）治疗中如出现恶心、心慌、头晕等现象，应缓慢出浴，静卧休息

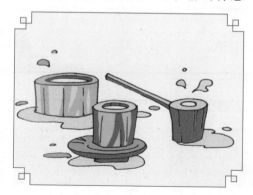

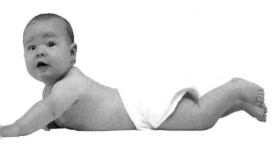

片刻。入浴时心前区应露出水面，以免出现心慌、胸闷等不适症状。身体虚弱者不宜进行冷水淋浴。

（10）遇到下列情况时应暂停治疗：一是体温偏高；二是月经前1～2天及月经干净后3天内；三是恶心、过劳、心悸；四是彻夜失眠及暴怒后。

小儿遗尿症的矿泉疗法

（1）遗尿患儿可用氡泉、食盐泉作沐浴疗法。

（2）用碳酸土类泉作饮泉疗法。

慢性前列腺炎的矿泉疗法

慢性前列腺炎患者用单纯泉、酸性泉、重碳酸钠泉、硫酸盐泉作沐浴疗法。

尿道炎的矿泉疗法

（1）尿道炎患者用酸性泉、明矾泉作沐浴疗法。

（2）用碳酸土类泉、碳酸泉作饮泉疗法。

泌尿系结石的矿泉疗法

（1）泌尿系结石患者用单纯泉、硫酸盐泉、重碳酸钠泉作沐浴疗法。

（2）尿酸盐结石和尿酸性结石患者用碳酸土类泉、重碳酸钠泉作饮泉疗法。

（3）磷酸钙和草酸钙结石患者用碳酸泉作饮泉疗法。

慢性睾丸炎的矿泉疗法

慢性睾丸炎患者用单纯泉、硫酸盐泉、重碳酸钠泉作沐浴疗法。

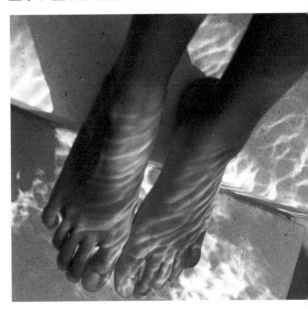

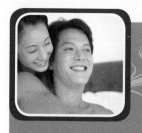

心理疗法

心理疗法又称精神疗法，与药物、物理及化学治疗不同，是医生与患者交往接触过程中，医生通过语言来影响患者心理活动的一种方法。

心理疗法是一种行之有效的康复方法。运用心理学方法，通过语言或非语言因素，对患者进行教育、训练和治疗，用以减轻或消除身体不适症状，改善心理精神状态，使其适应家庭、工作和社会环境。医学一直强调情感致病因素，现代医学也已经逐渐认识到很多致病因素是心理活动破坏了体内各系统平衡所致。

实践证明，心理疗法对于某些泌尿系统疾病的治疗可以起到一定的作用，下文将为您详细作出介绍。

阳痿的心理疗法

大多数阳痿为功能性阳痿，与阳痿患者的精神和心理因素有着密切的关系。据有关资料报道，精神性阳痿占阳痿患者总数的85%～90%。因此，心理治疗在阳痿治疗中占有非常重要

的位置。首先应该教育和帮助患者了解阳痿致病的精神因素，从而解除思想顾虑。阳痿致病可有多种精神心理因素，由于每个患者所处的环境、自身经历、心理状态及性格特点都有所差异，因此对同样的精神与社会心理因素反应不一。通常情况下，不良精神和心理因素不会引起阳痿，但个体差异很大，有些人在生长发育过程中，受家庭和社会的影响，将性行为视为

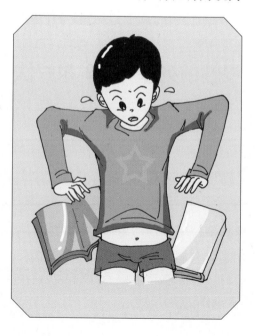

不正当行为，有的人甚至谈性色变，或青少年时长期手淫，又将手淫的危害盲目夸大，从而产生心理障碍。要让患者了解到，正常的性生活可以调节人的精神状态，是一种生理现象。让患者解除不必要的顾虑，放下思想包袱，树立战胜疾病的信心，减少恐惧心理，有利于阳痿的治疗。

另外患者还应注意逐步建立起和谐的性关系。由于一些患者家庭有矛盾或夫妻间感情不和，致使思想负担过重，或产生心理障碍而发生阳痿。对此种患者，应进行劝告，消除其思想障碍，在互相理解、合作的情况下夫妻双方亲密合作，共同维持好性生活。还应教会患者掌握性知识，正确对待性生活。男女随着年龄的增长，性器官的成熟，会产生性欲，这属于正常的生理现象。人出生后，性欲的发生、形成到旺盛有一个生理过程。一般认为10～12岁性器官开始发育，13～16岁出现对异性产生暧昧的欲望阶段，17～25岁为性欲的表现期，之后性欲将一直持续。在性器官的成熟过程中，性激素起着调节作用。有的患者因缺乏性知识，导致在性交时精神过度紧张，不知所措，尤其是首次性交失败后，引起了长期的精神焦虑，久而久之便造成阳痿。这时应该

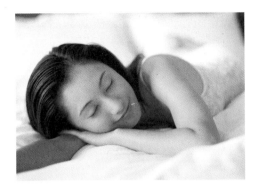

取得患者的理解和配合，告诉患者注意日常生活中的精神调养，另外还需要加强体育锻炼。这些无疑对阳痿患者非常有利。

早泄的心理疗法

男性在性生活中过早射精，医学上称之为早泄。但是绝大多数的早泄是由精神因素造成的，俗话说，"心病还需心药医"，用心理疗法治疗早泄一般都能收到良好的效果。

首先，男性应坚信自己的性功能是正常的，偶尔发生的早泄就如同得了伤风感冒一样很快就会痊愈，不必为此耿耿于怀。不仅男性自己要充满自信，女性更要帮助丈夫建立这种自信。

性交是夫妻之间感情交流与满足的一种重要方式。男性在性生活

中不要将注意力集中在是否会出现早泄的念头上，而是要用心去体会妻子的温情。

与妻子做爱时，可以暗示自己："我一定能控制自己射精的时间，一定不会过早地排出精液。"强化这个意念，默默地进行自我暗示，将会收到良好的效果。

男性在性生活的唤起阶段要努力保持情绪稳定，不宜过度兴奋，如果过于兴奋，可采用转移注意力的方法，如背诵诗歌、默诵数字等。

妻子要以谅解和关心的态度去安慰丈夫，不要责备、挖苦和奚落，否则会使情况更严重。

妻子应耐心主动地配合丈夫，宽容鼓励的态度、热情温柔的肉体接触以及必要的爱抚等，都有助于丈夫性功能的正常发挥。

选择最佳的时间和环境，如假日清晨醒后，或下半夜无外界因素干扰时，这些环境条件能使丈夫更加放松。

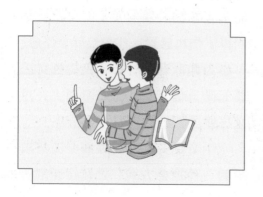

慢性前列腺炎的心理疗法

慢性前列腺炎患者，尤其是久治不愈的患者往往伴有人格改变，表现为应对方式出现明显异常，可以有健忘、失眠，甚至出现胡思乱想或悲观失望情绪等消极的应对态度，这方面的困惑有时甚至超过疾病本身给患者带来的痛苦，患者经常为此四处求医。在疾病难以治愈的情况下，则又认为病情严重了，从而进一步加重了思想负担，两者互为因果，形成恶性循环，难以自拔。

可以这样说，想要彻底治愈慢性前列腺炎，不能仅靠药物治疗，还应加强心理治疗。心理治疗能够消除因身心障碍而引起的恶性循环，阻止慢性前列腺炎的进一步发展，同时对慢性前列腺炎的预防也起着重要作用。

心理治疗时首先应通过心理咨询，使患者初步了解前列腺的解剖结构、生理学基础和慢性前列腺炎的形成原因，以及饮食、日常生活规律、情绪等因素对慢性前列腺炎转归的影响，从而使患者对慢性前列腺炎这种疾病有一个正确的认识，有益于减轻不必要的心理负担，帮助患者建立起一种积极有效的基本态度，这对慢性前列腺炎的治疗起着极其重要的作用。